LES

Parasites de nos Aliments.

LES

PARASITES

DE NOS ALIMENTS.

PAR

LÉON MOULÉ

MÉDECIN-VÉTÉRINAIRE
INSPECTEUR DE LA BOUCHERIE DE PARIS.

I.

ALIMENTS DU RÈGNE ANIMAL.

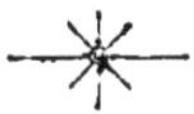

IMPRIMERIE Ve TAVERNIER ET FILS

VITRY-LE-FRANÇOIS.

LES

PARASITES DE NOS ALIMENTS

I

ALIMENTS DU RÈGNE ANIMAL

I. Des parasites de la viande en général.

Les parasites de nos aliments sont très nombreux, mais, fort heureusement, ils ne sont pas tous nuisibles au même degré. Il en est beaucoup qui sont tout à fait inoffensifs ou qui ne résistent pas aux préparations culinaires même les plus simples. D'autres, au contraire, sont de toute nécessité pour nous, car ils président à la fabrication du pain, du vin, de la bière etc., etc. Parmi les plus dangereux, parmi ceux qui nous disputent avec le plus d'acharnement les substances animales et végétales dont nous faisons notre nourriture, nous devons donner la première place aux infiniment petits, à ces fameux microbes dont on parle tant depuis quelques années. Ces parasites, qu'on ne peut voir qu'à l'aide des plus forts grossissements, font partie de la classe des schizomycètes, champignons placés aux derniers échelons du règne végétal. Ils existent partout, dans l'eau que nous buvons, dans le sol que nous foulons aux pieds, dans l'air que nous respirons. Nous vivons, pour ainsi dire, au milieu d'une quantité prodigieuse de microbes, qui sont une menace constante pour nos organes où ils peuvent s'implanter et évoluer. Heureusement pour nous qu'ils ne sont pas tous dangereux, et, qu'il faut souvent des conditions exceptionnelles pour que leurs germes soient aptes à se reproduire.

Parmi les microbes qui attaquent nos aliments, ce sont surtout ceux de l'air qu'il nous faut le plus redouter. L'eau, dont nous nous servons pour la cuisson des aliments, est ordinairement portée à la température d'ébullition qui suffit, dans la plupart des cas, pour tuer les microbes et leurs germes. Mais, il n'en est pas de même des microbes de l'air, qui peuvent se déposer en toute liberté sur la viande, avant ou après cuisson, et y déterminer des ravages. Ceux-ci existent en suspension dans l'atmosphère, ainsi qu'on peut facilement s'en rendre compte, en examinant la poussière qui apparaît si nettement dans une chambre obscure, où quelques rayons lumineux ont pénétré à travers les fentes d'un volet. On voit alors de longues traînées lumineuses, au milieu desquelles dansent et voltigent en tous sens des milliers de particules, auxquelles on a donné le nom de poussières; ces poussières se composent de matières minérales inorganiques et d'organismes les plus divers, parmi lesquels les microbes. Ce sont ces derniers qui font la guerre à nos aliments et nous obligent à user de ruses pour en assurer la conservation. Leur nombre varie beaucoup suivant les localités, la température, les saisons. M. le Dr Miquel, qui les a étudiés avec le plus grand soin dans son laboratoire de Montsouris, a pu évaluer leur nombre dans un mètre cube d'air. D'après ses calculs, les microbes seraient en moindre quantité sur les bords de la mer, car, on ne compte que 0,6 bactéries par mètre cube, tandis que ce chiffre s'élève pour la même quantité d'air à 3,480 dans la rue de Rivoli, à 36,000 dans les vieilles maisons de Paris et, chose effrayante à penser, à 79,000 dans certains hôpitaux de la capitale. Le nombre de ces organismes varie également suivant les altitudes et même suivant les hauteurs, les étages de nos maisons parisiennes. Habiter à Paris des étages élevés, revient au point de vue de la pureté de l'air, et par conséquent de la santé, à habiter un rez-de-chaussée à la campagne.

Ces légions d'organismes si divers ont une grande affinité pour nos aliments, qui leur offrent un terrain des plus favorables à leur pullulation. Ce sont eux qui gâtent nos bouillons, corrompent la viande et font d'un aliment agréable, salubre, un aliment nauséabond dont l'ingestion n'est pas sans danger. Ceci a été clairement démontré, par les expériences du plus grand génie de notre siècle, du bienfaiteur de l'humanité, j'ai nommé M. Pasteur. Il prend du bouillon ordinaire qu'il stérilise, c'est-à-dire qu'il soumet à une température assez élevée pour le débarrasser des germes parasitaires qu'il pouvait contenir. Il en remplit une série de flacons dont les uns sont hermétiquement bouchés et les autres directement exposés au contact de l'air. Au bout de quelques jours le bouillon des ballons ouverts était altéré, tandis que celui des flacons fermés restait intact plusieurs semaines, plusieurs mois, des années même. C'était donc les germes de l'air qui s'étaient introduits dans les flacons ouverts, et qui, trouvant dans le bouillon un terrain favorable à leur développement, s'y étaient ensemencés et en avaient ainsi provoqué l'altération.

Prenez une pomme de terre cuite, coupez la en deux et exposez la à l'air ambiant. Au bout de quelques jours, si les conditions atmosphériques le permettent, vous ne tarderez pas à la voir se recouvrir de gazons blanchâtres, fins et serrés, dus à la fructification des germes des moisissures répandus dans l'air. Il en sera de même sur les autres légumes et sur les détritus de viande. Aussi, au point de vue de l'hygiène, doit-on garder le moins longtemps possible dans les cuisines les ordures, les détritus de toutes sortes qui ne tarderaient pas à servir de réceptacle aux organismes et à devenir un véritable foyer d'infection.

Toutes conditions égales, c'est l'humidité qui favorise le plus le développement des germes parasitaires. Mais si l'humidité est une des causes principales de leur pullulation, l'obscurité joue également un grand rôle. Il est prouvé par des expériences récentes que les rayons du soleil agissent, non seulement par la chaleur qu'ils développent, mais surtout par la lumière qu'ils produisent. En peu de temps ils atténuent et même anéantissent complètement la vitalité des microbes. Exposez de la viande aux rayons du soleil, elle se dessèchera, se racornira, et il se formera à sa surface une sorte d'enveloppe protectrice qui la rendra imputrescible, c'est-à-dire imperméable aux germes de l'air. C'est en se basant sur ce principe que dans l'Amérique du Sud, on conserve sous le nom de *carna secca*, de *pemmican*, de *tasajo*, des viandes qui peuvent être expédiées dans le monde entier. On coupe la viande fraîche en lanières très minces et on l'expose directement aux rayons brûlants du soleil. Au bout de quelques jours la viande a acquis une dureté et une rigidité telles qu'elle est rendue, pour ainsi dire, impénétrable aux germes parasitaires. C'est donc gravement manquer aux règles de l'hygiène que de descendre les viandes à la cave, sous prétexte de les conserver plus longtemps. Là, elles deviennent humides, visqueuses et se recouvrent de moisissures. En même temps elles prennent une odeur nauséabonde très accusée à laquelle on a donné le nom de *relent* et qui précède de très peu la putréfaction.

Ce sont des moisissures qui envahissent et recouvrent nos tonneaux et les bouchons des bouteilles d'un fin duvet tomenteux, tantôt blanchâtre, tantôt verdâtre, tantôt jaunâtre, couleur de rouille. Ce sont des moisissures qui dévorent nos confitures, qui recouvrent le pain exposé à l'humidité et qui forment sur la viande conservée trop longtemps ces filaments blanchâtres, dressés ou rampants.

Elles appartiennent à des champignons très divers du genre *Eurotium*, *Penicillum*, et se voient fréquemment sur les saucissons, les jambons exposés à l'humidité et conservés trop longtemps en magasin. Leur surface devient grisâtre, humide, visqueuse, et, dans cet état, l'intérieur est quelquefois envahi par ces organismes qui, ingérés, peuvent donner lieu à des accidents graves.

Le lard rance, très apprécié de certaines populations du Midi, est un commencement de décom position. Poussée à un plus haut degré, on peut y rencontrer de véritables parasites végétaux, des microphytes, et peut-être même les organismes de la putréfaction.

C'est que la putréfaction est le dernier stade de la décomposition des matières animales. C'est à la fer mentation putride que nous devons de voir disparaître du sol toutes les matières animales ou végétales qui y sont abandonnées et qui, s'il n'en était ainsi, finiraient par former « des monceaux de détritus, un gigantesque amas de débris. » Mais si le rôle des ferments est indispensable dans la nature, il n'en est pas moins vrai que certains sont nos ennemis les plus dangereux, et, qu'à chaque instant, nous sommes obligés de nous protéger contre leurs envahissements.

La putréfaction est en effet l'altération la plus fré quente produite sur nos aliments par les germes de l'air. Elle est de beaucoup plus fréquente en été qu'en hiver, et souvent même il suffit d'une nuit d'orage pour que la viande expédiée saine arrive à destination complètement corrompue. Les viandes sont alors humides, visqueuses, prennent une teinte verdâtre et décèlent une odeur putride, repoussante, très accu sée, qui, chez certaines espèces, notamment chez le mouton, s'accentue de plus en plus par la cuisson. En été, pendant les fortes chaleurs, les temps orageux, il n'est pas rare de voir les morceaux de viande, pendus à l'étal des bouchers, prendre cet aspect caractéristique qui annonce le commencement de la putréfaction. Comme ils ne pourraient les vendre aux ménagères, sous cet état, ils s'en dessaisissent au profit des gargotiers qui les serviront à leurs clients, après avoir essayé d'en masquer le goût au moyen des aromates les plus épicés.

Le faisandage du gibier, si recherché de certains gourmets, dont je ne puis apprécier le goût en pareille matière, est le premier degré d'altération, le prélude de la putréfaction. Sous cet état les viandes peuvent ne pas être nocives, mais, comme on passe sans transition aucune du faisandage à la putréfaction, il faut se méfier de ces aliments altérés.

La putréfaction est le résultat de la fermentation de la viande produite par une infinité d'organismes qui voltigent dans l'air, à la recherche de matières organiques sur lesquelles ils puissent se déposer et commencer leur œuvre de destruction. Ce sont des *micrococcus*, petits organismes, de forme sphérique, d'espèces différentes, et différents entre eux par leur groupement, leurs modes de développement ; micrococcus isolés, micrococcus associés deux à deux (diplococcus), micrococcus en chaînettes, en chapelets, micrococcus en *zooglœa*, c'est-à-dire réunis en colonies et englobés dans une masse semi-mucilagineuse.

Mais les organismes qui constituent la cause essentielle de la putréfaction, sont des bâtonnets courts, d'environ 0,0015 mill. de long, doués d'une excessive mobilité, auxquels on a donné le nom de *Bacterium termo*. Ces bâtonnets sont tantôt libres, tantôt réunis bout à bout, sous forme de chaînes ou de chapelets, tantôt réunis en amas.

On trouve également dans la viande en décomposition des bâtonnets plus allongés que les *Bacterium termo*. Ce sont des *bacillus subtilis* ou bacilles de la viande. Tous ces microbes se multiplient à l'infini, pénètrent dans la profondeur des tissus, les désagrègent et changent les matières albuminoïdes en substances plus simples. En même temps que ces transformations prennent naissance des poisons putrides, tels que la sepsine, les ptomaïnes.

Il est facile de constater la présence de ces microbes : il suffit de gratter la surface des matières organiques corrompues et de l'examiner au microscope pour voir ces milliers d'organismes dont nous venons de parler. Il suffit de laisser corrompre de l'eau à l'air libre, pour qu'il se forme, au bout de quelques jours, une mince pellicule à la surface. Cette mince pellicule contient des micrococcus et des *bacterium termo* en quantité. Si on veut faire des préparations durables et plus nettes, on prend une goutte de liquide et on l'étend sur une lamelle que l'on fait sécher. Lorsque la dessication est complète, on la fait surnager, la face imprégnée en dessous, sur un liquide colorant, ordinairement le bleu de méthylène (une goutte ou deux de solution concentrée alcoolique de bleu de méthylène, dans un verre de montre rempli d'eau distillée, parfaitement pure). Au bout de une heure à six heures et même plus de séjour dans ce liquide, on retire la lamelle, on la lave dans l'eau distillée, on la fait sécher et on monte dans le baume dissous dans le chloroforme ; on aura alors de très jolies préparations.

Puisque nous sommes sur le chapitre des microbes,

nous devons dire quelques mots des microbes d'une espèce encore indéterminée qui communiquent à la viande un aspect phosphorescent. Placées dans l'obscurité la plus complète, ces viandes brillent d'un vif éclat ; on voit disséminés çà et là à leur surface, de petits points lumineux analogues à ceux qu'on remarque sur les vers luisants ou Lampyres. Cet état est très rare, et je n'ai eu l'occasion de le constater qu'une seule fois sur des viandes fraîches. Mais il paraît qu'il existe fréquemment chez les poissons, notamment chez les harengs. J'ai pu, même plusieurs fois, rendre de la viande phosphorescente en transplantant directement sur la viande des points lumineux prélevés sur le hareng.

Pendant l'été, il n'est pas rare d'observer sur nos aliments, principalement sur la viande fraîche ou cuite, de petits dépôts de couleur jaune paille, ce sont des œufs déposés par les mouches.

Ces œufs, en très peu de temps, surtout si la température est élevée, donneront naissance à des larves qui hâteront la corruption de la viande, larves désignées communément sous le nom *d'asticots*.

Les mouches les plus redoutables pour la viande sont :

1° La mouche bleue ou grosse mouche à viande. (*Calliphora vomitoria)* ;

2° La mouche grise ou mouche carnassière. (*Musca carnaria*) ;

3° La mouche ordinaire. (*Musca domestica.)* (L.) ;

4° La mouche dorée ou la mouche verte. *(Lucilia Cœsar.*) (L.)

II. Parasites du sang.

La viande ou tissu musculaire se compose d'une infinité de muscles qui constituent les leviers destinés à faire mouvoir les rayons osseux. Quand vous découpez un gigot de mouton, vous apercevez nettement des morceaux de viande plus ou moins volumineux, séparés les uns des autres par des interstices béants : ce sont des muscles. Tous ces muscles, si profondément situés qu'ils soient, sont parcourus par des vaisseaux qui se ramifient en tous sens à l'infini, et charrient le sang destiné à leur nutrition.

C'est de ces ramifications, vaisseaux capillaires invisibles à l'œil nu, que s'écoule le jus de viande, ce jus rougeâtre que l'on voit sourdre quand on découpe un rôti saignant. Ces capillaires existent partout, il n'est pas une partie de notre corps qui en soit dépourvue. En effet, qu'on se pique avec une aiguille dans une partie quelconque, et aussitôt on verra sortir une ou plusieurs gouttelettes de sang. Ce sang, qui à l'état normal ne contient aucun organisme, est, dans certaines affections pathologiques, envahi par des micro-organismes qui sont entraînés par le torrent circulatoire dans les organes et dans le tissu musculaire. Il est donc indispensable d'étudier les parasites du sang avant de commencer l'étude de ceux qui sont propres à la viande.

Le sang,chez les animaux morts ou dépecés pour la boucherie, est, dans certaines circonstances, envahi de préférence par les organismes de l'air qui pénètrent par l'ouverture béante des vaisseaux et pullulent en toute sécurité. C'est ordinairement le sang qui, dans ces conditions, est le point de départ de la putréfaction ; et, on y trouve souvent les germes de l'air alors qu'ils n'ont pas encore fait leur apparition dans le tissu musculaire. Mais indépendamment de ces germes dont nous avons déjà parlé et sur lesquels nous n'aurons plus à revenir, le sang peut contenir d'autres organismes, qui ont pénétré dans le torrent circulatoire, soit pendant la vie de l'animal, soit peu de temps après sa mort. Ce sont les plus nuisibles pour nous, aussi doivent-ils tout particulièrement attirer notre attention.

Parmi les plus dangereux, nous devons citer, en première ligne, ceux qui occasionnent le *charbon*, cette maladie qui sévit avec tant d'intensité sur les bœufs et les moutons, et qui chaque année cause en France des pertes qu'on peut évaluer à plus de 15 à 20 millions. Cette affection, commune à la plupart de nos grands animaux domestiques, est due à la pullulation dans le sang d'un organisme ou microbe découvert par MM. Delafond et Davaine, et auquel on a donné le nom de *bacillus anthracis*. Comme le bacterium termo, il a la forme d'un bâtonnet de 0,005 à 0,002 millim. de long, mais il s'en distingue par son immobilité, par sa plus grande longueur et par sa division en articles égaux, coupés à angles droits aux extrémités. Ce singulier parasite peut se multiplier de deux manières différentes, soit par scissiparité, soit par formation de spores. C'est sous ce dernier état qu'il est le plus dangereux, car les spores sont douées d'une vitalité prodigieuse. Elles résistent à la dessication, à une température de 120 à 130°; à la putréfaction qui envahit rapidement les cadavres des animaux morts du charbon et qui a si vite raison des bâtonnets. Aussi, quand un animal charbonneux est enterré dans un champ, comme c'est l'habitude dans nos campagnes, les spores à l'état de sommeil, pour ainsi dire, conservent toute leur énergie dans la terre, et, ce n'est que quand les conditions atmosphériques sont propices qu'elles se réveillent de leur torpeur pour manifester leur action. Mais pour qu'elles puissent nuire, il faut qu'elles soient placées à la surface du sol ou des végétaux qui le recouvrent, or, il est prouvé qu'elles ne peuvent remonter d'elles-mêmes de la profondeur des fosses d'enfouissement, où elles tendent plutôt à s'enfoncer de plus en plus sous l'influence de la filtration des eaux de pluie dans le sol.

« Ce sont les vers de terre, dit M. Pasteur, qui « sont les messagers des germes et qui, des profon- « deurs de l'enfouissement, ramènent à la suface du « sol le terrible parasite ».

De là, ces champs maudits, ces pâturages dangereux

où il est impossible de faire paître des animaux sans voir apparaître la fièvre charbonneuse. Qu'un des animaux conduits aux pâturages sur ces fosses d'enfouissement vienne à se blesser la muqueuse buccale, soit avec des cailloux, soit avec des vegétaux ligneux et piquants, aussitôt les germes des bactéries charbonneuses pénétreront par cette porte d'entrée, gagneront le système sanguin et détermineront en quelques heures la mort de l'animal. De là l'indication pour diminuer les progrès envahissants du charbon, de livrer les cadavres aux équarrisseurs ou de les incinérer au lieu de les enfouir en plein champ.

Mais je n'en dirai pas plus long sur l'étiologie et la prophylaxie du charbon dont on a tant parlé dans ces dernières années. N'oublions pas toutefois, qu'un des plus grands savants de notre siècle a trouvé moyen d'atténuer la virulence du charbon, et de transformer son virus mortel en vaccin capable de préserver les animaux des effets de cette redoutable maladie. C'est une découverte essentiellement française, et les détracteurs de M. Pasteur, jaloux de sa juste renommée, ne devraient pas l'oublier, quand ils essayent d'en amoindrir la valeur.

Le charbon, qui peut se transmettre à la plupart de nos animaux domestiques, est également transmissible à l'homme. Cette affection que l'on désigne dans l'espèce humaine sous le nom de *pustule maligne* se remarque surtout chez les personnes qui manipulent les cadavres ou les dépouilles des animaux morts du charbon. Les bergers, équarrisseurs, bouchers, tanneurs, forts employés aux Halles centrales au transport des viandes foraines, payent assez souvent un tribut à cette maladie si dangereuse Cependant dans les fermes, dans les campagnes, on mange les animaux charbonneux sans qu'il en résulte d'accidents. Cela tient à l'habitude qu'ont les paysans de ne manger que de la viande parfaitement cuite. Il n'en serait certainement pas ainsi dans les grandes villes et surtout à Paris, où les viandes des restaurateurs, rôtisseurs semblent brûlées à l'extérieur, tandis que le centre est complètement rouge sanguinolent. La croûte brunâtre extérieure épaisse de 1 ou 2 centimètres, s'est opposée à la pénétration de la chaleur, et, si on plongeait un thermomètre à l'intérieur du morceau, on verrait que la température interne n'était pas suffisante, non seulement pour tuer les microbes et les germes, mais même pour cuire la viande.

Pendant longtemps on a confondu sous le nom de charbon deux maladies bien distinctes, par leur forme, leur évolution et les parasites qui les déterminent. Depuis les savants travaux de MM. Arloing, Cornevin et Thomas, il est parfaitement établi que, outre la fièvre charbonneuse, dont nous venons de parler, il existe chez les bovinés, exclusivement chez les bovinés, une affection tout aussi meurtrière, désignée sous le nom de *charbon symptomatique*. Elle se traduit par l'apparition à la surface du corps de tumeurs, qui acquièrent rapidement un volume considérable, tumeurs formées par un tissu noirâtre, friable, contenant des gaz et un liquide spumeux également noirâtre, d'où le nom de *charbon*. Dans la sérosité des tumeurs dans la rate, on trouve des micro-organismes différents de ceux que nous venons de décrire; on les rencontre rarement dans le sang, cependant ils peuvent y exister à la période ultime de la maladie. Ce sont des bâtonnets de 0,^{mm} 5 à 0^{mm}6 d'épaisseur et 3^{mm} de long, le plus souvent renflés à une de leurs extrémités en forme de battant de cloche, mobiles et anaérobies, c'est-à-dire que, contrairement à ceux du charbon proprement dit, ils ne peuvent vivre que dans les parties privées d'oxygène. Ces bacilles, très virulents quand on les inocule dans le tissu conjonctif sous cutané des bovinés, paraissent être inoffensifs et même conférer l'immunité quand ils sont introduits dans le torrent circulatoire. Quant à leur action sur l'espèce humaine, nous l'ignorons faute de preuves expérimentales.

Il existe une catégorie de viandes tout aussi dangereuses que le charbon, c'est celle des *viandes septiques*. La *septicémie*, ou plutôt les septicémies, car elles sont nombreuses, sont dues à la pullulation dans le sang des vibrions septiques (Pasteur), bacilles de l'œdème malin, (Koch et Gaffky), qu'on trouve répandus partout dans la nature, dans les parties superficielles de la terre, dans la poussière du foin, dans les cadavres, etc, Tantôt elles sont expérimentales, c'est-à-dire que l'expérimentateur peut les produire à son gré, en inoculant à des animaux des produits putrides ; tantôt elles se développent sans le secours de l'opérateur pendant la vie, ou aussitôt après la mort. Ce sont des vibrions septiques qui en se déposant sur les plaies compliquent les opérations chirurgicales, les accouchements laborieux, et, ne tardent pas à amener dans l'économie des désordres graves qui se terminent par la mort.

Pendant les fortes chaleurs de l'été, pendant les

temps orageux, quand les animaux de boucherie restent trop longtemps sans être dépouillés, le sang, qui au moment de la mort n'était nullement putride, peut se trouver envahi par les vibrions septiques, les vibrions de la putréfaction, qui très communs dans le canal intestinal, traversent ses parois, pénètrent dans les capillaires d'où ils sont entraînés dans le torrent circulatoire. Ces vibrioniens, ces bacilles qu'il n'est pas toujours facile de différencier de ceux du charbon, sont ordinairement mobiles, anaérobies, tantôt en forme de bâtonnets droits, de 3 à 5^{mm} de long, divisés en articles inégaux arrondis à leurs extrémités, tantôt en forme de longs filaments flexueux de 20 à 40^{mm}.

Les animaux de boucherie bien préparés pour la vente ne sont pas toujours à l'abri de l'invasion de ces redoutables parasites ; quand la température est très élevée, ces organismes peuvent se déposer sur les viandes, pénétrer par l'ouverture béante des vaisseaux et pulluler dans le sang. Ce fait est très fréquent quand les animaux sont expédiés par quartiers vers des endroits éloignés. Pendant le trajet les vibrioniens, trouvant dans les viandes entassées pêle-mêle une température favorable à leur développement, se déposent à leur surface, et y pullulent en toute sécurité. Mais leur pullulation est d'autant plus rapide que les animaux ont été abattus pendant le cours d'une maladie aiguë, ou sacrifiés peu de temps avant la mort, puis dépecés, soit dans les granges, soit sur le fumier et expédiés par voies ferrées.

Les dangers auxquels les consommateurs s'exposent en faisant usage des viandes septiques sont très graves ; et il n'est pas rare de voir des épidémies suivies de mort à la suite de l'ingestion des viandes ainsi altérées.

Chez le porc, il existe une maladie contagieuse assez fréquente, à marche rapide et fatale, qui se caractérise par des désordres graves dans les organes internes, et par l'apparition de taches rouges en plaques plus ou moins étendues, plus ou moins disséminées à la surface de la peau, d'où son nom de *Rouget*, *mal rouge*. Elle est le résultat d'un parasite dont MM. Pasteur et Thuillier ont réussi à atténuer la virulence et à la transformer en vaccin. Ces parasites sur lesquels les savants ne sont pas encore tombés d'accord, sont pour les uns des micrococci, disséminés on associés par 2, ou en 8 de chiffre (Pasteur), pour d'autres des bacilles (Klein). Le virus inoculé à un pigeon le tue très rapidement ; mais quant à son action sur l'espèce humaine nous n'en pouvons rien dire, car la preuve expérimentale fait complètement défaut.

Il me reste encore à parler d'une maladie caractérisée par la présence de micro-organismes dans le sang, du *choléra des poules*, qui cause tant de ravages dans nos pigeonniers et dans nos poulaillers. Ces volatiles, réfractaires au charbon, sont décimés par une autre affection si meurtrière et si contagieuse qu'il suffit d'une poule atteinte pour que toutes les volailles soient contaminées et pour qu'un poulailler soit dévasté en quelques jours. Les microbes, en forme de petits points isolés extrêmement fins, ou, réunis 2 à 2 en forme de 8, existent en grande quantité dans le sang, ainsi que dans les organes et surtout dans les excréments. Aussi il suffit qu'une poule, bien portante, vienne picorer des graines salies par les excréments des volailles malades, pour contracter le choléra et mourir en quelques heures,en quelques minutes même. Ce microbe si actif, si virulent qu'il suffit d'inoculer à un moineau un millième de goutte de bouillon de culture pour le faire périr en quelques minutes, a été transformé en vaccin par M. Pasteur, dont le nom revient toutes les fois qu'il est question de maladies contagieuses contre lesquelles il lutte avec tant d'énergie et de succès.

III. Parasites du tissu musculaire.

Nous avons déjà parlé des parasites, agents de la putréfaction, aussi n'y reviendrons-nous pas à propos de la viande qui s'altère si rapidement au contact de l'air. Nous n'aurons également pas à nous occuper à nouveau des parasites qui existent dans le sang, et, par conséquent, dans les muscles parcourus en tous sens par une une infinité de vaisseaux. Nous ne nous occuperons donc dans ce paragraphe que des véritables parasites du tissu musculaire, qui sont d'un ordre plus élevé que ceux que nous venons de décrire dans les précédents chapitres.

Les premiers dont nous allons parler occupent les échelons inférieurs de l'échelle zoologique. Ce sont des protozoaires auxquels on a donné le nom de *psorospermies* ou de *sarcosporidies*. Ces animalcules, que les uns classent parmi les végétaux et les autres parmi les animaux, ne sont ordinairement pas visibles à l'œil nu. Mais pour les voir, il suffit de couper, avec de fins ciseaux, un morceau de tissu musculaire gros comme un fil, de l'écraser entre 2 lames de verre et de l'examiner au microscope à un faible grossissement. Ils apparaissent alors sous forme de tubes plus ou moins longs, effilés ou arrondis aux extrémités, parallèles aux fibres musculaires et situés à l'intérieur des faisceaux primitifs. A un plus fort grossissement, ils paraissent munis d'une membrane régulièrement ciliée,formant bordure. Cette membrane est tellement mince qu'il suffit d'une faible pression sur la lamelle pour la rupturer, et, alors on voit s'échapper des loges de l'utricule psorospermique des corpuscules réniformes, munis d'un ou de plusieurs points, semblables à des spores.

Les psorospermies ont été découvertes par Miescher, en 1843, dans les muscles d'un rat. Depuis de nombreux expérimentateurs les ont constatées, mais d'une façon accidentelle dans les muscles des autres animaux. Cette année, j'ai examiné des centaines de moutons atteints de cachexie, c'est-à-dire d'anémie au dernier degré, et, j'ai pu voir que leurs muscles étaient farcis de psorospermies. Depuis j'ai continué mes recherches sur toute la série animale, et, bien qu'elles soient loin d'être terminées,je suis en mesure d'affirmer que ces parasites qu'on rencontre même chez les animaux gras, sont beaucoup plus fréquents chez les maigres, et, qu'après le mouton qui, de tous les animaux de boucherie,est celui qui héberge le plus de psorospermies, viennent par ordre de fréquence, le porc, le bœuf, la chèvre, etc.. etc.

Ces parasites sont-ils nuisibles ?

En présence d'une question aussi nettement formulée, permettez-moi,

De garder de Conrard le silence prudent,

car l'évolution de ces organismes nous est tout à fait inconnue. Mais il est plus que probable qu'ils sont inoffensifs pour l'espèce humaine, sans cela nous serions obligés de bannir la viande de notre alimentation.

En nous élevant quelque peu dans la série zoologique nous arrivons à une classe qui nous intéresse au plus haut point. C'est celle des helminthes, dont tous les membres, vivent plus ou moins en parasites dans le corps de l'homme et des animaux. Parmi eux nous en trouvons plusieurs qui, pendant une des phases de leur évolution, élisent domicile dans le tissu musculaire des animaux de boucherie, et qui, ingérés avec la viande qui constitue la base de notre alimentation, se développent dans nos organes, se transforment en parasites parfaits et, par leur présence, déterminent des accidents plus ou moins graves.

En première ligne nous devons citer le *cysticercus cellulosœ* qui donne naissance au ver solitaire, (*tœnia solium*). Ce cysticerque à l'état vésiculaire, une des phases d'évolution du tœnia, se rencontre assez fréquemment dans la viande de porc et de sanglier, sous forme de petites vésicules blanchâtres, transparentes, variant de la grosseur d'un grain de mil à celle d'un pois ; on dit alors que le porc est *ladre*. Cette vésicule ellipsoïde contient un liquide, au milieu duquel se trouve une tache blanchâtre qui correspond à la tête invaginée du futur tœnia. Comme à l'état parfait, cette tête est pourvue de quatre ventouses ou suçoirs et d'une couronne de crochets (24 à 32) qui servent au parasite à se fixer solidement sur la muqueuse intestinale. Les cysticerques sont pour ainsi dire à l'état de sommeil,et, comme les chrysalides n'attendent que le moment favorable pour leur éclosion qui n'a lieu qu'après leur introduction dans le tube digestif de l'espèce humaine. Si on avale un morceau de viande crue provenant d'un porc ladre, les vésicules ladriques se dissolvent dans l'estomac, et, l'embryon de tœnia débarrassé de ses langes, gagne les intestins et s'y fixe à l'aide de ses ventouses et de ses crochets, et se transforme alors en *tœnia solium* ou ver solitaire. Ce tœnia,qui mesure de 4 à 8 mètres de long, a la forme d'un long ruban, composé d'une tête effilée à peine visible et d'une série d'anneaux ou *cucurbitains* qui s'ajoutent les uns aux autres, au fur et à mesure du développement de ce parasite. Peu de temps après ces anneaux se remplissent d'œufs, en commençant par les derniers formés ; ils sont alors en pleine maturité et se détachent de la colonie pour être éliminés avec les matières fécales.

C'est à ce moment que les porcs peuvent contracter la ladrerie, soit en buvant des eaux situées trop près du voisinage des fosses d'aisances, soit en ingérant directement les matières fécales, ce dont le porc, animal immonde s'il en fut, se montre assez friand. Les anneaux ou cucurbitains ingérés par le porc, perdent leur enveloppe sous l'action du suc gastrique, et les embryons devenus libres, cheminent à travers les tissus jusqu'à ce qu'ils soient arrivés dans le tissu musculaire où ils doivent fixer leur domicile. Là, leur tête s'invagine, se replie sur elle-même ; puis ils s'entourent d'une vésicule et passent à l'état larvaire, attendant d'être ingérés dans l'estomac de l'homme pour recommencer le cycle de leur évolution.

Il faut donc qu'un porc avale des œufs de tœnia solium pour devenir ladre : et, l'homme lui-même ne peut avoir le ver solitaire s'il n'a ingéré de la viande de porc ladre. Que le tœnia solium vienne à disparaître et il n'y aura plus de porcs atteints de la ladrerie, et vice versa, malheureusement nous ne devons pas nous faire illusion, le ver solitaire et le cysticercus cellulosœ existeront probablement toujours, comme ils existent de toute antiquité. Seulement cette affection sera plus ou moins fréquente suivant le mode d'élevage des animaux de la race porcine. Elle sera d'autant plus rare que les animaux seront élevés dans les porcheries d'où on ne les laissera jamais sortir. Il en sera tout autrement quand les porcs seront élevés en liberté, conduits à la glandée. On remarque,en effet, que dans les départements où ce mode d'élevage est pratiqué sur une grande échelle (*Limousin,Bretagne*, *etc.*,) il existe plus de porcs ladres et par conséquent plus d'individus de l'espèce humaine atteints du ver solitaire.

L'homme n'héberge pas seulement le tœnia solium, il nourrit également une autre espèce très voisine, le *tœnia medio-canellata* (Küch) ou T. *saginata* (Gœze).Ce tœnia se distingue du précèdent par l'absence de la couronne des crochets, d'où le nom de tœnia inerme qu'on lui donne par opposition à celui de tœnia armé sous lequel on désigne le cysticercus cellulosœ. Sa tête, chargée de granulations pigmentaires,n'a que4 ventouses comme organes de fixation. Mais comme son congénère il subit les mêmes métamorphoses, la différence consiste dans son habitat à l'état vésiculaire. Tandis que le cysticercus du tœnia solium n'émigre ordinairement que dans le tissu musculaire du porc,le cysticerque du tœnia inerme, *cysticercus bovis* ne fixe son domicile que dans la viande des bovinésoù il est, paraît-il, très commun en Abyssinie-Inde-Turquie-Syrie-Hongrie etc. etc. On l'a,dit-on, observé en France, mais malgré les recherches les plus minutieuses, je n'ai jamais pu le découvrir. Cependant, au dire des médecins les plus renommés, il serait plus répandu qu'on ne le suppose, car aujourd'hui on observe plus souvent le tœnia inerme chez l'homme que le ver solitaire. Or, le tœnia inerme n'est que le résultat de l'ingestion de viande contenant des cysticercus bovis. Mais peut-être cela tient-il à ce que nous avons l'habitude de bien faire cuire la viande de porc, tandis que nous mangeons celle de bœuf tout à fait saignante. Dans ces conditions, la température interne des viandes rôties est loin d'avoir atteint les 50 degrés nécessaires pour tuer les parasites, d'où plus de risques d'infection.

La viande de mouton ne posssède aucun des cysticerques dont nous venons deparler,et à vrai dire, elle ne renfermeaucun parasite, les psorospermies exceptées.Très rarement,on trouve dans les muscles un cysticerque qui peut acquérir le volume d'un œuf de pigeon, et, que les bouchers désignent sous le nom de *boule d'eau*. Mais ce *cysticercus tenuicollis,* qu'on rencontre fréquemment dans le péritoine des divers animaux, n'a aucune action sur l'espèce humaine. Il représente l'état vésiculaire du *tœnia marginata* qui vit dans l'intestin grêle du chien.

Pour terminer cette étude sur les vers vésiculaires, nous devrions dire quelques mots des *echinocoques*, (*echinococcus veterinorum*) qui sont l'état larvaire ou hydatique du *tœnia echinococcus*, dont l'habitat est l'intestin du chien. Mais ce parasite est si rare dans les muscles de nos animaux de boucherie, que nous croyons devoir n'en parler que quand nous traiterons des parasites des poumons, du foie, où ils sont assez fréquents.

S'il est un parasite qui a beaucoup fait parler de lui dans ces dernières années, c'est certainement la *trichine*, (trichina spiralis), découverte par Hilton en 1832. Long de 1 mm, invisible à l'œil nu, ce singulier parasite fixe son domicile dans le tissu musculaire, où on le trouve enroulé sur lui-même, en spirale, et entouré d'une membrane, d'une espèce de vésicule ovalaire, à laquelle on a donné le nom de kyste. Ce n'est pour ainsi dire que la période larvaire des trichines, car, sous cet état, elles sont immobiles, privées d'organes sexuels. Si un carnassier avale un morceau de viande crue contenant des trichines, voici ce qui se passe : sous l'action dissolvante du suc gastrique la membrane des kystes se dissout, et les trichines mises en liberté, se déroulent et deviennent sexuées. Peu de temps après, elles donnent naissance à une quantité considérable d'œufs (10 à 15000 en moyenne par femelle) d'où sortent des embryons, qui perforent la paroi intestinale, cheminent à travers le mésentère, le péritoine, et gagnent le tissu musculaire où ils s'enroulent, s'enkystent, attendant dans un sommeil apparent le moment propice pour évoluer. Mais leur migration n'est pas toujours sans danger pour leur hôte, car, par leur présence, les trichines déterminent une maladie souvent mortelle, la *trichinose*, caractérisée par des symptômes typhoïdes de la plus haute gravité.

De tous les animaux, c'est le porc qui héberge le plus fréquemment les trichines, et, des animaux de boucherie, c'est le seul chez qui cette infection soit pour ainsi dire spontanée ; certains mêmes en sont farcis, et j'ai pu compter jusqu'à 90 kystes de trichines dans une coupe de tissu musculaire de 2 cent. de largeur et plus mince qu'une feuille de papier. Mais toutes les races de porcs ne sont pas également atteintes, et nous voyons que la trichinose, rare, pour ne pas dire inconnue chez les porcs français, est au contraire très fréquente en Allemagne, et surtout aux Etats-Unis où les porcs vivent en grandes bandes. Sur les porcs provenant d'Amérique, on a constaté que 2 à 5 pour 100 en moyenne étaient infestés par les trichines.

Aussi les mesures prohibitives prises contre l'importation des salaisons américaines qui inondaient nos marchés, avaient-elles leur raison d'être, si on songe aux accidents, à la mortalité effrayante due à la trichinose en Allemagne. A Hettstedt, village des environs de Magdebourg, sur 135 personnes qui avaient contracté la trichinose, 31 moururent ; à Hedersleben en 1865, la mortalité fut de 163 pour 337 malades, sur uue population de 2000 habitants environ ; à Magdebourg en 1873, sur 237 malades, 17 morts, etc., etc.

Nous pourrions multiplier à l'infini ces faits peu attrayants, car il ne se passe pas d'années, en Allemagne, de mois même, où la trichinose ne fasse son apparition. Mais il faut se hâter d'ajouter que l'Allemagne, l'Allemagne du nord surtout, est la seule contrée où ces accidents se manifestent avec cette fréquence. Cela tient évidemment à la fâcheuse habitude de manger de la viande de porc crue, surtout dans les provinces saxonnes, où la population se fait un réel plaisir de manger de la viande crue, hachée assaisonnée de fines herbes, de poivre, sel, etc., etc. C'est cet usage immodéré de viande crue qui est cause de la fréquence de la trichinose, car dans l'Allemagne du sud, où le régime alimentaire est tout autre, la trichinose est très rare.

En France, cette infection est pour ainsi dire inconnue, car, à part le cas de Crepy en Valois, survenu en 1878, la trichinose n'a jamais été constatée sur les porcs indigènes. Le Dr Goujon a examiné plus de 267 cadavres humains, et jamais il n'a constaté de trichines musculaires. Moi même, j'ai fait des recherches minutieuses sur plus de 200 porcs, et jamais je n'ai observé la moindre trace de trichines. Aussi, comme le dit très bien M. Davaine : « si l'on compare la statistique des accidents des rues dans Paris, avec « celle des cas de trichinose en France, on pourra « affirmer qu'il y a beaucoup plus de danger, en parcourant les rues de Paris, de recevoir une cheminée « sur la tête que de prendre la trichinose en France, « en mangeant de la chair de porc élevé dans le pays ».

Mais ce qui est vrai pour les porcs indigènes, pourrait ne plus l'être pour les porcs d'origine étrangère, notamment pour les porcs des Etats-Unis qui sont le plus fréquemment atteints de trichinose. Aussi la panique a-t elle été grande quand on apprit que 2 à 5 pour 100 de ces porcs étaient trichinés. Le résultat de cette panique fut la prohibition et la fermeture de nos ports aux salaisons américaines. Il ne m'appartient pas de prendre parti pour ou contre cette décision, de donner mon avis après les nombreuses discussions plus ou moins contradictoires, qui se sont élevées au sein des académies. Nulle question n'a soulevé plus de polémiques, nulle n'a demandé plus de difficulté à résoudre. Tandis que les uns, tout en reconnaissant les dangers que faisait courir l'ingestion de trichines vivantes, soutenaient que celles-ci étaient mortes dans les salaisons américaines; les autres affirmaient qu'elles étaient vivantes et tout aussi dangereuses que dans la viande fraîche. Les expériences faites de part et d'autres, tout en étant très restreintes du reste, ne firent pas avancer la question d'un pas. Cette question était d'autant plus embarrassante, qu'on était complètement désarmé au point de vue des mesures prophylactiques à employer, et qu'il ne fallait pas songer un seul instant à organiser un service d'inspection pour retirer de la consommation toutes les viandes trichinées. Une armée d'inspecteurs n'aurait pas suffi et leur inspection eut été illusoire. J'ai examiné plusieurs milliers d'échantillons de porcs américains, et, j'ai pu me convaincre combien cette inspection était difficile, sinon impossible. Pour n'en citer qu'un exemple, il m'est arrivé plusieurs fois de trouver des trichines en quantité dans la première coupe, alors qu'il me fallait en faire plus de trente autres avant de pouvoir en retrouver. Aussi peut-on affirmer que, si les viandes ne sont pas farcies de trichines, on court grand risque de ne pas en rencontrer au premier abord, et on s'expose à livrer à la consommation une viande peu trichinée, il est vrai, mais tout aussi dangereuse, si on songe au nombre incommensurable d'embryons auxquels une seule trichine donne naissance. En présence de ces faits, si le décret de prohibition venait à être levé, et, combien même il ne le serait pas, (car le gouvernement est impuissant à empêcher la fraude qui consiste à faire pénétrer en France des jambons américains, en les faisant passer par l'Angleterre ou la Suisse), nous n'avons qu'un conseil à donner c'est de bien faire cuire la viande de porc pour éviter tout danger de contamination. Il suffit en effet d'une température de 70 degrés pour tuer les trichines.

Parmi les parasites des muscles de nos grands animaux de boucherie, nous citerons seulement pour mémoire le *rhabditis*, petit nématode que Zürn a observé plusieurs fois dans la viande de porc ; les *Haplococcus* que Zopf a découvert à Halle, en 1880, sur un échantillon de muscle de porc. Ce dernier parasite est un champignon inférieur qui se trouve dans la viande sous 3 états différents, sous forme d'amibe, de sporange et de spores. Ni l'un ni l'autre de ces parasites ne paraissent avoir d'action sur l'espèce humaine. On rencontre également chez le porc un distome, le *distomum clavigerum* qui n'a été observé qu'une fois en 1881 par Duncker, et enfin des *actinomyces* dont ce même observateur a constaté plusieurs fois la présence, découverte qui a du reste été contestée. Bien qu'en Allemagne, on signale plusieurs cas d'actinomyces caractérisés chez le porc par la présence de petits grains jaunâtres dans le tissu musculaire ; nous ne connaissons jusqu'alors en France,aucune mention de ce parasite dans la viande des suidés.

Le tissu musculaire des volailles, des poissons, des crustacés etc. ne renferme ordinairement aucun des parasites que nous venons de signaler ; cependant quelques auteurs allemands mentionnent la présence de psorospermies dans les muscles des écrevisses et les accusent de cette mortalité qui sévit sur les crustacés de nos rivières. Il est vrai qu'on a également regardé à tort comme cause de cette maladie dévastatrice, de petits distomes, *distomum cirrigerum et isostomum*, qu'on trouve libres ou enkystés dans le tissu musculaire des écrevisses malades ou bien portantes.

Signalons enfin parmi les parasites des muscles des habitants de nos rivières, la *trichina anguillœ*, assez semblable à la trichine, et, signalée par Gerlach ; les embryons de *botriocéphales* des différents tissus des brochets et des lottes ; le *tetrarhynchus lingualis* des plies, etc., etc.

A cette liste nous pourrions en ajouter beaucoup d'autres, mais ils sont sans intérêt pour nous.

Cependant avant de terminer cette étude sur les parasites de la viande proprement dits, nous devons dire quelques mots des tissus qui entrent dans la composition du tissu musculaire,ou qui peuvent se trouver associés avec la viande chez les animaux destinés à notre alimentation.

Le tissu conjonctif entre dans la composition de la plus grande partie du corps, c'est lui qui réunit entre eux les divers organes, qui sert de trait d'union entre les différents muscles, c'est dans ses mailles que se déposent les vésicules adipeuses qui constituent la graisse. Le tissu conjonctif se trouve donc constamment associé avec nos aliments, aussi devons nous dire quelques mots des parasites qui y élisent leur domicile. Ils sont du reste peu nombreux.

On y trouve les *echinococcus*, dont l'habitat est si variable, et dont nous avons déjà parlé ; le *cœnurus sérialis* qui se développe dans le tissu conjonctif du lapin et du lièvre et qui donne naissance au tœnia serialis — le *symplectoptes cysticola* qui vit dans le tissu cellulaire des gallinacés, et forme ces nodosités calcaires, blanc jaunâtre, de la grosseur d'un grain de mil à celle d'une lentille, qu'on trouve quelquefois entre la peau et les muscles des poules. Mais tous ces parasites n'ont aucune action sur l'espèce humaine.

Les grandes cavités du corps destinées à contenir les viscères, tels que le cœur, les poumons, l'estomac, les intestins, sont tapissées par des membranes désignées sous les noms de plèvre, de péritoine. Les plèvres contenues dans la cavité thoracique, tapissent la surface des côtes, ainsi que les muscles intercostaux, s'adossent dans la partie centrale pour former la cloison médiastine qui sépare la cavité thoracique en 2 parties, et se portent sur les poumons. On y rencontre peu de parasites, et nous n'avons guère à signaler que les cysticercus tenuicollis et encore sont-ils rares en cet endroit.

Il n'en est pas de même du péritoine qui tapisse la

cavité abdominale, et forme un revêtement aux principaux viscères qui y sont contenus, tels que l'intestin, foie, rate, estomac, etc. Il forme même autour des intestins de larges replis désignés sous le nom de mésentères. Ces replis peuvent être le siège de quelques parasites, notamment du cysticercus tenuicollis qui y est beaucoup plus commun que sur les plèvres. Chez le lapin, le lièvre, le lapin de garenne, on y trouve assez communément de petites ampoules, du volume d'un pois, remplies d'un liquide et entourées d'un kyste. Ce sont des *cysticercus pisiformis*, état vésiculaire du *tœnia serrata*, si commun dans l'intestin du chien. Cet animal rend, en même temps que ses excréments, des anneaux de tœnia remplis d'œufs qui, déposés sur l'herbe des champs, sont ingérés avec celle-ci par les lapins ou les lièvres. Une fois dans leurs intestins, l'œuf éclot rapidement et il en sort un embryon qui, au moyen des 6 crochets dont il est armé, perce les parois intestinales et gagne peut-être les vaisseaux pour être transporté dans le foie, où il forme de petites traînées blanchâtres à peine visibles.

Un mois à peine après leur arrivée dans cet organe les cysticerques quittent les galeries du foie, et, se dirigent vers le sac péritonéal où ils s'enkystent sous forme d'ampoules. Sous cet état, ils attendent patiemment le moment où ils seront ingérés par un chien pour se séparer de la vésicule qui les enveloppe, se dérouler dans l'intestin, où ils prennent la forme adulte, c'est-à-dire celle d'un tœnia, d'un vers rubané qui croît avec une extrême rapidité.

On a également trouvé d'autres parasites dans le

péritoine des animaux destinés à notre alimentation, mais ils sont si rares que nous nous bornerons seulement à les citer. Ce sont chez le cheval, la *filaria equina*, petit nématode long de 6 à 7 centimètres, assez semblable pour la forme aux vers de terre ; chez le porc le *stephanurus dentatus*, petit nématode long de 20 à 40 millimètres, que quelques observateurs ont trouvé dans les kystes du mésentère; chez les poissons les larves *d'echynorhynques*, les *tetrarhynques* enkystés dans le péritoine des gades.

Il nous paraît superflu de parler des parasites de la peau qui n'entre guère dans notre alimentation que quand nous faisons usage d'oiseaux ou volailles. Il nous suffira de dire qu'ils sont très communs, notamment chez les pigeons et les poules. Il existe une quantité considérable d'acariens entre les barbules des plumes, acariens qu'on a réuni dans une sous-famille spéciale qui porte le nom de sous-famille des *analgésinés*, de la famille des *sarcoptidés*. Citons enfin les argas des colombiers, les dermanyssus des volailles qui produisent un prurit très intense aux personnes qui séjournent dans les colombiers, les poulaillers, où qui sont employées à plumer ces volatilles.

Enfin, pour en finir avec les parasites du tissu musculaire, nous devons dire quelques mots d'une autre maladie virulente bien que son parasite n'ait pas encore été constaté, ni dans le sang, ni dans le tissu musculaire. La *tuberculose* ou phtisie pulmonaire, très fréquente dans l'espèce humaine, l'est également chez les bovinés, où elle se manifeste par les mêmes symptômes, par les mêmes lésions. Chez l'une et l'autre espèce elle est caractérisée par de la toux, de l'expec toration abondante, un amaigrissement général et par la présence dans les différents viscères, notamment dans le poumon, de granulations ou tubercules, qui contiennent des bacilles caractéristiques, d'une très-grande vitalité, et de même nature, qu'ils soient recueillis dans l'espèce humaine ou animale. Cet ensemble de lésions donne à réfléchir bien que cependant on n'ait pas encore eu jusqu'à présent l'occasion de constater si la tuberculose des bovinés est vraiment transmissible à l'espèce humaine. Ce que l'on sait, c'est que, d'après les célèbres expériences de Villemin, (1865-66) elle est inoculable aux autres espèces animales, et qu'il suffit d'inoculer quelques parcelles de matière tuberculeuse pour provoquer chez les animaux d'expérience des lésions caractéristiques. Les expériences de Chauveau, répétées par Toussaint, Viseur etc. etc., ont démontré, d'une façon péremptoire, que l'ingestion des tubercules provoquait chez les animaux, notamment chez les veaux et les porcs, des symptômes et des lésions de nature tuberculeuse. De là à suspecter la contagion possible par l'ingestion de la viande, il n'y avait qu'un pas, malheureusement cette question qui intéresse l'hygiène publique au plus haut point, est loin d'être élucidée, et, depuis des années elle a soulevé bien des discussions sans avoir fait un pas vers une solution définitive. La contagion cependant ne saurait être mise hors de doute après les expériences de Toussaint qui a démontré que l'inoculation du sang, provenant des animaux tuberculeux, est susceptible de transmettre à l'animal inoculé une tuberculose généralisée. Si le sang est virulent, la virulence doit être partout, dans les organes, dans le tissu musculaire parcouru en tous sens par une infinité de vaisseaux capillaires. De fait, M. Toussaint a extrait le jus d'un muscle provenant d'une vache phtisique, et a pu,en en injectant 2 centimètres cubes sous la peau d'un porc, provoquer une tuberculose généralisée, caractérisée par la présence de granulations tuberculeuses dans les poumons, foie, rate, ganglions, etc., etc.

En présence de pareils faits, il n'y a plus moyen de nier la contagiosité possible de la tuberculose par ingestion de viandes provenant d'animaux tuberculeux. Il est vrai qu'on pourra nous objecter que la cuisson détruit complètement le principe virulent, mais dit M. Chauveau, cette propriété destructive n'appartient qu'à une cuisson parfaite et la cuisson, telle qu'elle est pratiquée dans nos usages culinaires, n'entraîne pas toujours la destruction de tous les germes virulents contenus dans un morceau de viande. Une expérience de M. Toussaint tend à prouver que la cuisson même, poussée au degré nécessaire, est impuissante à annuler la virulence. Ce savant expérimentateur, prend 2 tranches de muscle provenant d'une truie tuberculeuse, et les fait griller sur un réchaud à gaz « jusqu'à ce que leur degré de cuisson fut équivalent, à peu près, à celui des beefsteacks qui donnent du jus rouge. » Il en exprime ensuite le jus à l'aide d'une presse et l'inocule à 2 lapins qui contractèrent la tuberculose. Cette expérience répétée plusieurs fois a donné les mêmes résultats et prouve que le virus réside dans le tissu musculaire et qu'il possède encore son activité, même quand les chairs ont subi une température de 70 à 71 degrés,c'est-à-dire

« une température suffisante pour l'accommodation des viandes à l'usage alimentaire ».

Peut-être nous objectera-t-on encore que la transmissibilité de la tuberculose, chez les animaux par l'ingestion de viandes tuberculeuses, n'établit pas la contagion chez l'homme. Mais à cela nous pourrons répondre que l'homme qui a déjà une aptitude si malheureuse à la tuberculisation, deviendra plus facilement tuberculeux par l'ingestion de viande provenant d'animaux phtisiques, que les espèces animales, qui sont, pour ainsi dire, réfractaires à cette transmission. Et cela nous paraît d'autant plus probable que M. Chauveau a dit : « entre la tuberculose humaine et « bovine il y a une très grande ressemblance ; même « marche, mêmes symptômes, même gravité, mêmes « lésions, cet ensemble donne à penser ».

D'après ce que nous venons de dire on peut donc craindre, et avec juste raison, que la consommation des viandes provenant d'animaux phtisiques ne soit une des causes de la propagation de cette affection parmi l'espèce humaine ; or, il importe au plus haut degré de rayer de l'alimentation une telle nourriture, pour éviter les funestes résultats qui pourraient survenir, surtout en ce moment où aucune loi n'interdit la vente de ces animaux pour la boucherie.

La tuberculose existe-t-elle chez tous les animaux qui entrent dans notre alimentation ? Les opinions les plus diverses ont été émises à ce sujet, et, ce que l'on sait, c'est que l'espèce bovine partage avec l'espèce humaine le triste privilège de posséder la plus grande aptitude à la tuberculisation. Chez les ovinés, les moutons, les chèvres, l'existence de la tuberculose est très problématique. Quant aux porcs qui ont tant d'aptitude à contracter la phtisie expérimentale, c'est-à-dire par inoculation de matières tuberculeuses, ils paraissent rarement atteints de tuberculose naturelle. Les volailles, par contre, sont très sujettes à devenir tuberculeuses, et on cite de fréquents exemples où des poulaillers entiers auraient été contaminés par les crachats des phtisiques auxquels on avait confié le soin des volailles.

Les chevaux sont rarement tuberculeux, on peut même dire que c'est un fait exceptionnel ; néanmoins cette affection existe, ainsi qu'il résulte des expériences de M. Nocard. Mais, ils sont sujets à une maladie virulente, très contagieuse et transmissible à l'espèce humaine. Je veux parler de la morve, maladie spécifique aux équidés, dont la contagion méconnue pendant de longues années, n'a été véritablement admise dans le domaine scientifique que vers 1837, après que Rayer eut démontré d'une façon irréfutable que la morve était contagieuse à l'homme. Aussi, en raison de cette transmission possible, un contrôle sévère est exercé dans les abattoirs hippophagiques, et, tout animal reconnu morveux est immédiatement retiré de la consommation.

Pour terminer, je signalerai en passant la rage qui peut exister chez les animaux de boucherie, mais seulement à la suite de morsures produites par des chiens enragés. Je n'en dirai pas plus long sur cette affection qui vous est certainement bien connue ; les célèbres expériences de M. Pasteur ont eu un tel retentissement, que je crois inutile d'insister sur ce sujet.

IV. Conclusion.

D'après ce que nous venons de dire sur les parasites de la viande, nous voyons que les uns élisent leur domicile sur toutes les viandes indistinctement, tandis que les autres sont spéciaux à telle ou telle espèce animale.

Parmi les premiers nous pouvons citer :

1° Tous ceux qui déterminent les diverses altérations des viandes ; ce sont : les moisissures, les organismes de la putréfaction, les larves de mouche etc., etc.

2° Ceux qui sont les agents des maladies contagieuses communes à la plupart de nos espèces animales (charbon-septicémie-tuberculose.)

3° Enfin ceux qui vivent en parasites dans le tissu musculaire du vivant de l'animal (Psorospermies).

Quant aux animaux de boucherie qui hébergent des parasites qui leur sont propres, tous n'en sont pas infestés au même degré. Ainsi, en dehors des parasites généraux dont nous venons de parler, le mouton, la chèvre, ne logent dans leur tissu musculaire aucun parasite spécial. Les bovinés n'ont ordinairement qu'un seul parasite qui leur soit propre, le *cysticercus bovis.* Mais de tous les animaux c'est le porc qui offre le terrain le plus favorable au développement de ces organismes. Dans la viande de porc, outre les psorospermies qui y sont très nombreuses, et qui sont communes aux autres espèces animales, on peut y trouver le *cysticercus cellulosœ* — les *trichina spiralis* — des *rhabditis* — des *échinocoques* et peut être d'autres qui nous sont encore inconnus.

Tous ces parasites sont loin d'être nuisibles au même degré :

1° Les uns sont sans action ou tout au moins leur action nous est peu connue ; ce sont : les microbes de la phosphorescence, les psorospermies, les distomum, les rhabditis, les anguillules, les larves de mouches etc., etc.

2° Les autres, quand ils sont ingérés avec la viande crue, peuvent déterminer chez l'homme des maladies parasitaires plus ou moins dangereuses ; citons les échinocoques, les cysticercus cellulosœ, bovis, les trichines.

3° D'autres enfin donnent naissance à des maladies souvent mortelles : altérations des viandes — moisissures — organismes de la putréfaction — charbon — septicémie — tuberculose. Nous ne connaissons pas l'action des virus du rouget des porcs et du choléra des poules sur l'espèce humaine, mais en raison de leur virulence extrême, ils doivent nous être fortement suspects.

Tous ces organismes ne sont pas visibles à nos sens ; quelques-uns frappent la vue des personnes exercées, d'autres leur échapperaient complètement si elles n'étaient armées d'instruments d'optique puissants. Ceux qui échappent à notre vue, sont ceux qui ne déterminent pas dans la viande des lésions appréciables pour les personnes inexpérimentées ; telles sont parmi les maladies contagieuses des animaux de boucherie, la tuberculose, le charbon, la septicémie, le choléra des poules, le rouget ; et parmi les parasites vrais du tissu musculaire, les psorospermies, les trichines, les anguillules et les Haplococcus actinomyces — distomum cirrigerum-clavigerum etc., etc.

Les maladies contagieuses, telles que le charbon, la septicémie, le choléra des poules etc., etc. déterminent bien dans le tissu musculaire des altérations assez accusées, mais elles ne sont visibles que pour des personnes au courant des lésions pathologiques. Si on présentait à des ménagères, à des cuisinières émérites, un morceau de viande charbonneuse à teinte saumonée, et un morceau de viande saine en même qualité, il est fort présumable qu'elles choisiraient la première, tant elle flatte l'œil, tant elle paraît jùteuse et agréable au goùt. C'est que les lésions produites dans le tissu musculaire par les maladies contagieuses et infectueuses sont peu tranchées et que rien n'est plus difficile à reconnaître. Nous ne pouvons donc indiquer ici les signes qui permettent de découvrir ces viandes si dangereuses pour l'alimentation. Le consommateur ne pourra être sauvegardé que dans les villes où il existe un service d'inspection et malheureusement ce service est loin de fonctionner partout, et même d'être bien organisé dans certaines localités. Dans beaucoup de villes et même dans les grands centres, les municipalités se sont contentées de désigner pour remplir cette fonction des praticiens, anciens bouchers, gens fort honorables du reste, mais peu au courant des questions scientifiques et des dangers que certaines viandes peuvent présenter dans l'alimentation. C'est à l'opinion publique de demander la nomination de vétérinaires qui,par leurs études longues et minutieuses, par leur connaissance toute spéciale de l'anatomie normale et pathologique des animaux domestiques, sont à même de remplir avec efficacité la délicate mission qui leur sera confiée. Pourquoi ne pas suivre l'exemple de nos voisins de la Suisse, de l'Allemagne,où le service d'inspection des viandes est organisé d'une façon tout à fait supérieure. Nulle part dans ces contrées, on ne peut abattre un animal pour la boucherie sans qu'il ait été visité avant et après l'abattage. Partout où il y a un vétérinaire, c'est lui qui est désigné pour remplir cet office ; à son défaut, cette mission est confiée à des hommes compétents, mais qui ne peuvent saisir la viande d'office ; si un animal leur paraît suspect,ils le consignent et c'est le vétérinaire le plus voisin qui doit juger en dernier ressort. Nous n'aurions qu'à gagner à voir organiser chez nous un service analogue ; et une taxe établie sur les animaux sacrifiés suffirait amplement à rétribuer les fonctionnaires nécessaires. Il ne faut pas oublier que si nous pouvons nous mettre à l'abri des dangers d'une telle alimentation par la cuisson parfaite des viandes, nous ne pouvons toujours éviter les dangers d'inoculation en manipulant les viandes crues, provenant d'animaux atteints de maladies contagieuses transmissibles à l'homme. Il suffit d'une simple piqûre avec une viande charbonneuse ou septique pour contracter la pustule maligne ou la septicémie, affections graves, le plus souvent mortelles. Nous ne saurions donc trop nous prémunir contre de tels dangers. Si la plupart des bouchers établis sont des commerçants d'une honnêteté parfaite, il faut néanmoins nous prémunir contre certaines personnes, sans conscience,qui n'hésitent pas à vendre des animaux malades, et, même à déterrer des cadavres, pour les livrer à la consommation, et en retirer un prix d'autant plus rénumérateur qu'ils ne leur ont rien couté. On ne saurait s'imaginer le nombre d'animaux en décomposition, de cadavres dans un état pitoyable qui sont expédiés à Paris, avec connaissance de cause, par des expéditeurs, sans vergogne, qui pensent ainsi s'enrichir au détriment de la santé publique.

Nous avons dit plus haut que nous ne connaissions pas le mode d'évolution des psorospermies,mais il est probable qu'elles n'ont aucune action bien appréciable, car, vu le nombre des animaux de boucherie qui les hébergent, si elles déterminaient des accidents, ceux-ci nous seraient bien connus.

Il n'en est pas de même des trichines, heureusement fort rares, pour ne pas dire inconnues chez nos porcs indigènes. Mais, en raison de leur fréquence chez les porcs allemands et américains,elles constituent un danger permanent pour nous, surtout si l'importation des viandes américaines est de nouveau tolérée. Pour nous en garantir, il n'y a que l'inspection microscopique, et, encore celle-ci est-elle dans bien des cas, complètement illusoire ; cependant comme elle vaut mieux que rien ; nous ne saurions trop conseiller de la pratiquer ou de la faire pratiquer toutes les fois qu'elle sera possible. Nous n'oserions, sans prêter à rire, conseiller aux ménagères de pratiquer leur inspection elles-mêmes, car il entre peu dans nos mœurs de voir une cuisinière braquer les yeux sur un microscope, entre la confection d'un rôti et d'une sauce mayonnaise. Cependant ma proposition n'a rien de ridicule, car, en Allemagne, dans les villes où se trouve organisé un service d'inspection microscopique de la viande de porc, ce sont ordinairement des femmes qui en sont chargées. Cette inspection est si facile, du reste, qu'il suffit de prendre avec des ciseaux à broder un échantillon de viande, gros comme un fil, de l'humecter d'une goutte d'eau, de l'écraser ensuite entre deux lames de verre, et de l'examiner au microscope à un faible grossissement. Si la viande est infectée de trichines, il y a beaucoup de chance pour qu'au premier examen on trouve les kystes caractéristiques, situés entre les fibres musculaires. Si au bout d'une vingtaine de coupes on ne constate pas trace de parasites, c'est qu'il n'y en a pas dans le morceau examiné, ou qu'ils y sont fort peu nombreux.

Si la vente des jambons et salaisons d'Amérique est de nouveau permise, rien de plus simple que de faire expertiser son achat par des inspecteurs de la boucherie, ou à leur défaut, par des médecins, des vétérinaires, des personnes habiles à manier le microscope. Il en existe dans toutes les villes, et, nous ne croyons pas trop nous avancer en affirmant qu'aucune ne refusera son concours dans l'intérêt de la salubrité et de l'hygiène publiques.

Quant aux actinomyces, aux haplococcus, distomum, clavigerum, D. cirrigerum — D. isostomum, rhabditis, trichina anguillœ, tetrarhynchus lingualis, larves, d'echinorhynques, ils sont tellement rares dans le tissu musculaire, qu'ils ne doivent pas nous occuper ; du reste, ils paraissent être sans action sur l'espèce humaine. Il n'en est pas de même des viandes tuberculeuses, mais nous en avons parlé assez longuement dans le chapitre précédent, pour que nous n'ayons pas à y revenir ici.

Nous avons fini avec les parasites invisibles à l'œil nu, il nous reste à dire quelques mots des parasites perceptibles à nos sens, et à indiquer à quels signes on peut les reconnaître. Commençons par les altérations des viandes dues à l'action des microbes de l'air. Il est bien certain que personne n'éprouvera aucune difficulté à reconnaître la présence des moisissures sur la viande, et que même la cuisinière la plus inexpérimentée n'achetera pas un morceau, sur lequel se trouve un tomentum blanchâtre, analogue à celui que nous observons sur nos confitures. Les bouchers pourront les faire disparaître, en parant la viande, c'est-à-dire en enlevant les parties avariées, mais comme elles ne sont que superficielles, il n'y a aucun inconvénient à livrer à la consommation les viandes ainsi préparées. Les saucissons, les jambons expédiés de très loin, les mortadelles d'Italie si estimées, arrivent souvent à destination revêtus d'une couche de moisissures, de teinte verdâtre, qui leur donnent un aspect repoussant. Il suffit de les brosser avec soin, de les enduire d'huile pour leur redonner tout leur brillant. Ainsi préparés, ils ne sont pas plus malsains que ne le sont nos confitures, quand nous enlevons le papier qui les recouvre à l'intérieur, et sur lequel se trouvent de nombreuses colonies de cryptogames.

Mais il n'en est pas de même des altérations produites par un commencement de décomposition, qui sont d'autant moins visibles qu'elles sont moins avancées. Quand la viande a pris une teinte verdâtre, nul ne peut s'y tromper. Mais la décomposition ne débute pas ainsi d'emblée, et,quand la teinte verte commence à paraître dans un point quelconque, elle peut passer inaperçue bien avant que la teinte ne devienne générale. Sous cet état les viandes sont déjà dangereuses, car il suffit de quelques heures pour qu'elles deviennent tout à fait inutilisables. Les bouchers expérimentés ont le soin de livrer aux gargottiers les morceaux de viande qui s'altèrent, ou bien de les parer et de les glisser aux acheteurs d'occasion. Nulle crainte qu'ils ne les donnent à leurs bons clients, qu'ils s'exposeraient à perdre, tant la viande altérée conserve son odeur, même après cuisson. Mais si les bouchers savent faire disparaître la teinte verdâtre caractéristique, ils ne peuvent enlever cet aspect luisant, nacré, que conserve la viande avariée, ni son odeur tellement pénétrante que les personnes, même les moins douées sous le rapport de l'odorat, ne peuvent s'y méprendre. Nous ne saurions donc trop conseiller aux ménagères de ne jamais acheter de viande, pendant les jours de chaleur, sans l'avoir sentie. Il n'est pas plus ridicule de s'assurer de l'état de conservation d'une viande de boucherie par l'odorat que de flairer un melon pour s'assurer de sa qualité. Flairez et examinez la viande sur toutes ses faces, et s'il se trouve un point douteux, refusez-la. Méfiez-vous surtout des viandes qui sont saupoudrées de sel et de poivre, de condiments destinés à en masquer l'odeur.

Les produits de charcuterie, les jambons, même les morceaux de porcs dans la saumure peuvent s'altérer sans laisser de traces à l'extérieur ; l'odeur seule peut mettre sur la voie. Quelquefois c'est la saumure dans laquelle ils ont été plongés qui s'est altérée, et alors ils conservent une odeur nauséabonde qu'il est facile de percevoir. D'autres fois, le petit salé, les jambons surtout, paraissent avoir conservé extérieurement leur aspect normal, tandis qu'il y a un commencement d'avarie, dans l'intérieur, surtout au voisinage des os. L'aspect extérieur, dans la plupart des cas, ne permet pas de reconnaître cette altération, il faut alors se servir de la sonde, petit morceau d'os, en forme de porte-plume, aminci à une de ses extrémités, qu'on plonge dans le tissu, surtout au voisinage des articulations, et qu'on sent aussitôt après l'avoir retiré. Les jambons ont naturellement une odeur variable, suivant leur fabrication, suivant les procédés employés pour les fumer, mais en aucun cas ils ne doivent posséder un goût acre, pénétrant qui prend au nez, d'où le nom de piqué, Mais j'avoue que pour reconnaître cette odeur il faut une certaine habitude, et qu'il n'est pas donné à tout le monde de porter un diagnostic certain, surtout quand les altérations sont peu importantes. Souvent quand les jambons commencent à se piquer, on les plonge dans les acides, on les soumet à une fumure spéciale qui masque le gout. Mais, ils répandent alors une odeur âcre, pénétrante, empyreumatique dont il faut se méfier.

L'altération des jambons coupés en morceaux est beaucoup plus facile à constater, même quand elle n'est pas généralisée. On voit alors des ilôts plus ou moins étendus qui tranchent, par leur teinte grisâtre, sur la teinte rouge environnante. On voit également que ces points sont mous, tandis que le reste du jambon a conservé une certaine fermeté; on dit alors que ces jambons ont un défaut de sel, accident très fréquent depuis qu'on sale à la pompe, au lieu de laisser les jambons pendant un certain temps dans la saumure. Le sel ne se répand pas partout d'une manière uniforme,et,les germes de l'air.pénétrant par les trous produits par la canule de la pompe, se déposent à l'intérieur et se développent dans les endroits incomplètement salés.

Quant aux altérations des volailles, elles sont assez faciles à voir,même quand elles ne sont pas déplumées. Les plumes s'arrachent facilement et tombent d'elles-mêmes ; il suffit alors de les écarter et d'examiner la peau à divers endroits, afin de voir si elle n'est pas tachetée de taches verdâtres, indice de décomposition. Les teintes verdâtres apparaissent tout d'abord au niveau du ventre,sur les parois abdominales quand les animaux n'ont pas été vidés, et, à ce moment, ils peuvent être encore consommés, car l'altération ne fait que débuter et n'est souvent que le résultat du séjour trop prolongé des intestins dans la cavité abdominale. Mais il ne faut pas oublier que l'altération à son début progresse très vite et que si on n'a pas la précaution de faire cuire ces volailles aussitôt, on s'expose à les perdre. Quand la teinte verte gagne le dos, les épaules, il faut rejeter les volailles de la consommation, car elles peuvent être nuisibles. Il en est de même du gibier dont les poils s'arrachent avec trop de facilité et dont la peau paraît rose, revêtue d'un enduit gras, onctueux au toucher. Mais nous ne nous apesantirons pas sur ce sujet, car c'est affaire de goût, et bien des personnes attendent que le gibier entre en décomposition avant de le faire servir à leurs usages culinaires.

Les altérations des poissons sont très faciles à reconnaître. Un poisson frais est toujours ferme, ses yeux sont brillants et ses branchies ont une teinte rosée. Dès qu'il commence à s'altérer, il perd de son brillant, devient mou, garde l'empreinte des doigts, ses yeux deviennent ternes, comme remplis d'eau et ses branchies prennent une teinte foncée qui varie du brun au grisâtre suivant le degré d'altération ; en même temps, il répand une odeur nauséabonde qui ne peut tromper une personne exercée. Toutefois, il ne faut pas confondre les poissons altérés, avec les poissons conservés dans la glace qui présentent un aspect repoussant, et, sont cependant comestibles, à condition qu'ils soient mangés peu de temps après, car, il se corrompent très vite.

Refusez les moules et les huîtres qui sont ouvertes et enfin n'achetez pendant l'été qu'au fur et à mesure de vos besoins, car le poisson, frais le matin, peut être tout à fait corrompu le soir, surtout si la journée a été orageuse.

Il en est de même de la viande, si vous n'avez pas d'endroit bien aéré pour la placer. Evitez surtout de la déposer dans la cave ou dans des endroits humides et obscurs, et, je parle ici aussi bien pour les viandes cuites que pour les viandes crues.

Munissez-vous d'un garde-manger à mailles serrées, et placez-y la viande si vous voulez éviter les larves de mouches. Mais, avant de mettre dans le garde-manger la viande que vous venez d'acheter, visitez-la avec soin, car le boucher, malgré toutes les précautions qu'il peut prendre,ne peut toujours empêcher les mouches de venir déposer leurs œufs sur les viandes pendues à son étal. Les asticots, il est vrai, ne sont pas nuisibles, car ils ne résistent pas à la chaleur de la cuisson, mais il est fort peu agréable de les voir grouiller dans ses provisions. Il n'est pas rare d'en trouver des quantités dans les jambons fumés, sans que la viande ait perdu pour cela ses qualités ; et, du reste dans la plupart des campagnes les consommateurs font peu attention à la présence de ces hôtes insolites, ce dont je ne saurais les louer, car ils font preuve de peu de goût. Je ne trouve, en effet, rien de plus répugnant que la présence dans la viande de ces êtres rampants qui grouillent pêle-mêle, et continuellement en mouvements, s'infiltrent dans les interstices, et, suivant le trajet du tissu conjonctif, s'enfoncent jusque dans les parties les plus profondes du tissu musculaire. Rien ne décèle leur présence à l'extérieur, à moins qu'ils ne soient trop nombreux, aussi l'acheteur est-il tout étonné, quand il coupe son jambon, de tomber sur un nid de ces ignobles et repoussantes bêtes. Je ne saurais donc trop vous engager à vous méfier, pendant les chaleurs, des jambons trop vieux, durs, à aspect noirâtre, et qui présentent à leur surface de nombreuses fissures qui ont pu donner accès à ces hôtes incommodes.

J'ai dit précédemment que les psorospermies n'étaient ordinairement pas visibles à l'œil nu, cependant il existe des cas,et ils sont rares, où leur présence peut être facilement constatée. C'est généralement quand elles ont subi la dégénérescence calcaire,quand des sels calcaires se sont déposés dans leur intérieur, alors elles apparaissent dans le tissu musculaire,sous forme de points, durs, blancs jaunâtres,de la grosseur d'un grain de mil. D'autrefois, elles peuvent être visibles à l'œil nu, même à leur état normal, et dernièrement, j'ai découvert chez le bœuf quelques-uns de ces parasites longs d'un centimètre et même plus, qui, situés dans le sens des fibres musculaires, tranchaient par leur couleur blanc sale. Mais ils ne doivent pas beaucoup nous occuper pour le moment, car, je le répète nous ne connaissons pas leur mode d'évolution. J'en ai avalé crus, dans le but de découvrir leur manière d'être, et,jusqu'à présent,je n'ai rien ressenti qui puisse me faire supposer qu'ils aient commencé à manifester leur présence dans mon organisme.

Il n'en est pas de même des cysticerques, surtout du cysticercus cellulosœ qui détermine chez l'homme le tœnia solium dont il est assez difficile de se débarrasser. Il est cependant très facile de reconnaître sa présence dans les muscles du porc où il élit domicile, sous forme de petites vésicules blanchâtres,nacrées,de la grosseur d'un grain d'anis à celle d'un pois,tranchant par leur couleur pâle sur la teinte rosée des muscles.

Mais s'il est facile de reconnaître ces parasites, même quand ils sont peu nombreux, en incisant les muscles, il n'en est pas de même quand la viande a subi diverses préparations de charcuterie. C'est même sous cette forme qu'ils sont le plus dangereux pour nous, car, la plupart des porcs ladres, dont la vente ne pourrait être réalisée dans les étaux, sont réservés à la fabrication du saucisson, des saucisses, etc. Sous cet état, il est très difficile de reconnaître leur présence, et ils sont d'autant plus dangereux que la salaison, souvent incomplète, ne les détruit pas toujours et que nous avons l'habitude de manger ces produits imparfaitement cuits, alors que dans nos diverses préparations culinaires nous soumettons la viande de porc à une cuisson beaucoup plus que suffisante pour tuer ces organismes.

Ce que nous venons de dire nous pouvons également le répéter pour le *cysticercus bovis*, qui se présente dans la viande de bœuf sous le même aspect que son congénère. Mais, s'il existe, il doit être excessivement rare, car je ne l'ai pas encore vu malgré les recherches les plus minutieuses.

Quant au *cysticercus pisiformis*, qui se trouve placé sur le mésentère du lapin, auprès des intestins, sous forme de vésicules, blanches, de la grosseur d'un pois, il est facile de s'en débarrasser, en rejetant avec soin ceux qui auraient pu s'attacher sur les parois de la cavité abdominale.

Des *cysticerous tenuicollis*, des *échinococcus* nous n'en parlerons que pour mémoire, car ils sont excessivement rares dans le tissu musculaire, où ils se présentent sous forme d'une boule vésiculeuse, blanche, remplie de liquide, de la grosseur d'une noisette à celle d'un œuf de pigeon. Ils sont donc très visibles, et par conséquent il est facile de s'en préserver, en admettant toutefois qu'ils aient une action quelconque sur notre organisme.

Quant au *symplectoptes cysticola*, visible sous forme de petits points calcaires, gros comme une lentille, situés sur le tissu conjonctif sous cutané de la poule, il ne doit pas nous occuper, car il est inoffensif. Le seul inconvénient qui résulte de sa présence, c'est le désagrément qu'on éprouve de sentir croquer sous sa dent ces dépôts crétacés.

Il en est de même des *agamonema*, petits vers, d'une espèce indéterminée, longs de plusieurs centimètres, assez gros, qui s'enroulent dans le tissu musculaire des éperlans. C'est depuis quelques jours seulement, que j'ai connaissance de la présence de ces parasites, qui sont assez nombreux, car j'en ai trouvé jusqu'à 5 et même 6 sur chaque éperlan, qui cependant n'est pas plus gros qu'une ablette. Rien ne décèle leur présence à l'extérieur, et, ce n'est qu'en déchirant le tissu musculaire qu'on peut trouver ces parasites, qui du reste sont inoffensifs.

J'ai également trouvé dans la cavité abdominale, sur le péritoine de maquereaux venant d'Irlande, des centaines de petits vers, semblables aux précédents, enroulés sur eux-mêmes comme un ressort de montre, qui parfois pénètrent dans le tissu musculaire.

Ce sont des *agamonema papilligerum*, qui sont également inoffensifs, pour nous, comme tous les vers qui habitent chez les animaux à sang froid.

Pour en finir je terminerai par une dernière considération ; faites bien cuire votre viande.

Non pas que je vous conseille de faire d'un ragoût un bouilli plus ou moins dépourvu de saveur, ou d'un rôti un morceau dur et sec comme du bois. Entre une viande imparfaitement cuite, presque crue, et un rôti brûlé, desséché, il y a de nombreux intermédiaires. Mais,au point de vue de l'hygiène, il serait préférable, à mon humble avis, de manger de la viande plutôt trop cuite, que ces morceaux saignants vendus dans les restaurants, les rôtisseries, et qui, saisis par un feu trop vif se sont racornis à l'extérieur, tandis que la partie centrale, d'un rouge violacé, présente à peu près le même aspect que les morceaux pendus à l'étal du boucher. Combien il serait préférable d'exposer la viande à une cuisson modérée,et d'augmenter l'intensité, du feu petit à petit, de façon à ce que les parties externes ne se carbonisent pas et ne s'opposent pas à la pénétration de la chaleur.

Cuite à petit feu, la viande conserve toute sa saveur, et,on peut pousser la cuisson jusqu'à obtenir, dans les parties centrales,les 50 ou 60 degrés nécessaires pour tuer les parasites et leurs germes,sans que la viande ait perdu son jus rougeâtre et succulent.

V. Parasites des viscères utilisés dans l'alimentation.

On comprend, sous le nom de viscères, tous les organes contenus dans les grandes cavités du corps. Ces organes, qu'en terme de boucherie on désigne sous le nom d'abats ou d'issues, sont ordinairement vendus, dans les grandes villes, à Paris surtout, par des marchands spéciaux, dits tripiers ou marchands d'abats. Mais ces commerçants ne tiennent que des abats de bœuf, de veau ou de mouton, car ceux du porc sont spécialement vendus par les charcutiers qui tirent parti de tout l'animal.

Les viscères, indépendamment des parasites spéciaux à chacun d'eux, peuvent être envahis par des micro-organismes communs à tous. Parmi ces derniers, nous pouvons citer les parasites du sang, dont nous avons déjà parlé, parasites qui, entraînés par le torrent circulatoire, pénètrent dans tous les organes qui donnent accès au sang. Nous pouvons également citer les organismes de la putréfaction, qui sont d'autant plus fréquents dans les viscères, que les abats,en raison de leur texture spéciale, sont beaucoup plus sujets à s'altérer que le tissu musculaire proprement dit.Quant aux larves de mouches,aux moisissures qui peuvent se déposer à leur surface, nous renverrons à ce que nous avons dit précédemment.

A. Organes de la digestion.

1. Langue.

La langue est un des organes qui s'altère le plus rapidement pendant les temps chauds et orageux, à cause des portions de graisse et de glandes salivaires qui sont restées adhérentes à sa base. Aussi, pendant l'été, faut-il examiner attentivement, sentir avec soin l'extrémité de cet organe. Si on perçoit une odeur, même peu prononcée, si quelques taches verdâtres apparaissent à la base, si cette partie est visqueuse, gluante, n'achetez pas, car, bien que la putréfaction ne soit encore qu'à son début, il est certain qu'elle progressera avec rapidité. Quant à la partie libre de la langue, à celle qui est mobile dans la cavité buccale, elle s'altère beaucoup moins vite, en raison de sa texture très serrée et de sa nature fibreuse.

Puisque des fibres musculaires entrent dans la composition de cet organe, il est de toute évidence que nous pourrons y trouver les parasites propres au tissu musculaire, tels que les trichines, les cysticerques. C'est même un lieu d'élection pour les cysticercus cellulosœ, aussi les marchands de porcs mettent-ils à profit cette prédilection des cysticerques pour s'assurer du bon état des porcs qu'ils achètent. Ils les font langueyer, pratique qui consiste à ouvrir la gueule de l'animal et à examiner avec soin, s'il n'existe pas à la face interne de la langue des vésicules ladriques, qui indiquent que le porc est ladre et impropre à l'alimentation.

Nous n'avons pas à nous occuper de nouveau des cysticerques et des trichines dont nous avons déjà longuement parlé. Un mot sur les *actinomyces* qui ont été observés à l'étranger sur la langue des bovinés, et qu'on n'a pas eu encore l'occasion de constater en France. Ces actinomyces se présentent sous forme de nodules très petits, qui criblent le tissu de la langue. Des coupes, faites à travers cet organe, permettent de voir de petites tumeurs, nombreuses, d'un jaune soufre, dans lesquelles on trouve des petits champignons microscopiques, sous forme de gazons, composés d'un mycélium, simple ou ramifié, rayonnant du centre à la périphérie et supportant à ses extrémités des gonidies ou spores en forme de massues.

Ces actinomyces sont très fréquents dans le maxillaire des bêtes bovines, où ils déterminent la formation de tumeurs osseuses énormes. Il paraît même qu'on les aurait également observés chez l'homme, mais, bien que quelques expérimentateurs aient pu transmettre ces parasites, par inoculation d'un animal à l'autre, on ignore leur mode d'action sur l'espèce humaine.

Les langues des différents animaux de boucherie peuvent entrer dans l'alimentation, et, il est facile de les distinguer les unes des autres. Impossible de confondre une langue de bœuf avec une langue de cheval, bien qu'elles soient toutes deux à peu près du même volume. La langue de cheval lisse, élargie à l'extrémité, présente vers le tiers inférieur un sillon très accusé qui n'existe pas sur la langue du bœuf, très râpeuse au toucher, garnie de papilles coniques très nombreuses, et terminée en pointe à son extrémité libre.

La langue du mouton est également râpeuse et facile à distinguer de celle du porc, dont la surface est lisse. Du reste, il ne peut y avoir de confusion, car les langues de porcs ne sont généralement vendues que dans les charcuteries. La seule fraude possible consisterait à introduire dans les boîtes de conserves des langues de porcs à la place de langues de moutons. Or, comme la plupart de ces conserves nous viennent d'Amérique, où les porcs sont fréquemment trichinés, la constatation de la fraude aurait, au point de vue de l'hygiène, une certaine importance ; malheureusement elle est difficile, sinon impossible sur ces viandes apprêtées pour l'usage culinaire.

2. *Foie.*

Le foie, organe sécréteur de la bile, sert souvent de réceptacle aux parasites de toutes sortes. Ils y élisent parfois leur domicile en quantité si considérable, qu'ils produisent des altérations assez graves pouvant même déterminer la mort.

Parmi les plus importants, nous citerons les diverses espèces de *Distomes*, *Distomum hepaticum*, *Dist. lanceolatum*, si fréquents dans les foies des animaux de boucherie. Les distomes ou douves sont parfois si nombreux dans les foies des moutons,qu'ils déterminent, chez ces animaux une maladie grave, souvent mortelle, à laquelle on a donné le nom de distomatose, cachexie aqueuse, pourriture etc. etc. Cette affection est caractérisée par un état anémique très prononcé, se traduisant par la disparition de la graisse et l'imbibition du tissu musculaire, rempli d'un liquide aqueux, abondant, qui rend la viande impropre à la consommation.

Les migrations, les diverses phases d'évolution de ces parasites sont très curieuses à observer,et,remplissent d'étonnement ceux qui ne sont pas initiés aux métamorphoses si compliquées de certaines espèces zoologiques. A l'état parfait, ils fixent leur domicile dans les canaux biliaires, où il est facile de les voir, soit en exerçant une forte pression à la surface du foie, soit en fendant les nombreux canaux qui le sillonnent en tous sens. Les douves, d'un brun verdâtre, ont la forme d'une feuille de sauge, dont la grosseur varie suivant l'espèce ; car, si le dist. hepaticum mesure environ 3 cent. de longueur sur 1 cent. de large, le lanceolatum beaucoup plus petit, n'a que 9 millièmes de millimètre de long sur 2 mm de large. Mais tous deux habitent en commun les canaux biliaires, où ils causent souvent l'induration, l'incrustation se traduisant à l'extérieur par des bosselures, des cordes plus ou moins volumineuses, qui donnent au foie un aspect bosselé, et une dureté caractéristiques que les bouchers désignent sous le nom de *pierreux*.

Pendant leur séjour momentané dans le foie les

douves pondent des œufs qui, entraînés avec la bile, passent dans les intestins, d'où ils sont éliminés avec les excréments. S'ils tombent sur un terrain humide, dans une flaque d'eau, ils ne tardent pas à éclore. L'embryon sort de l'œuf, en soulevant l'opercule situé à l'un des pôles, et se met à nager avec rapidité. Cet embryon ou *rédie*, allongé, recouvert de cils vibratils, qui ne rappelle que de très loin le distome dont il provient, ne tarde pas à quitter sa vie vagabonde et à s'enkyster dans le corps d'une larve d'insecte aquatique ou dans le corps d'un mollusque. Là, il se transforme en un sac ou *sporocyste*, qui plus tard donnnera naissance à des centaines de *cercaires*, les vraies larves des distomes. Ces cercaires vivent librement dans l'eau jusqu'au moment où, fatiguées de leur vie vagabonde, elles fixent de nouveau leur domicile dans le corps des mollusques, des insectes aquatiques, ou suivant d'autres, s'enkystent sur les feuilles des végétaux qui poussent sur les bords des eaux dormantes. Sous cette dernière forme, les embryons de distomes attendent patiemment qu'ils soient avalés par un herbivore pour arriver à l'état parfait. Ingérés avec les aliments, ils parviennent dans l'estomac, où le suc gastrique, en dissolvant leur hôte ou leur enveloppe kystique, les rend à la liberté. Ils en profitent pour pénétrer par le canal cholédoque dans le foie, où ils deviennent de véritables douves, qui plus tard donneront naissance à des milliers d'œufs, qui de nouveau infesteront les prairies.

On rencontre également dans le foie de nos animaux domestiques des *échinocoques*, qui se présentent sous forme de petites tumeurs, blanchâtres, molles, fluctuantes, très fréquentes chez le porc. Elles renferment un liquide transparent, incolore, où nagent de petites vésicules microscopiques, qui, primitivement étaient fixées à la paroi interne du kyste. Ces vésicules ou *scolex*, pourvues de nombreux crochets, représentent l'état vésiculaire ou larvaire du tœnia échinococcus qui habite l'intestin du chien. Ingérés par cet animal, les scolex parviennent dans la cavité intestinale, où ils se transforment en tœnia, en un long ver rubané, pourvu de nombreux anneaux, produisant des quantités innombrables d'œufs. Ces œufs, éliminés avec les excréments, infestent l'herbe des prairies, et, avalés avec les aliments, éclosent dans le tube digestif, donnent naissance à des embryons qui pénètrent dans le foie, où ils forment les tumeurs, les kystes dont nous venons de parler.

Ces parasites à l'état kystique ne paraissent avoir aucune action sur l'espèce humaine, car pour arriver à l'état parfait, ils ont besoin de passer par le tube digestif du chien. Mais si le tœnia échinococcus n'existe pas chez l'homme, les échinocoques ont été parfois signalés, et, on assure qu'ils sont très fréquents chez les Islandais. Cela tient, sans doute, au défaut de propreté des habitants, et à leur promiscuité avec les nombreux chiens qu'ils élèvent. Chez nous cette promiscuité n'existe pas, mais les risques d'infection peuvent provenir de la dégoûtante habitude qu'ont certaines personnes de se laisser lécher la figure, la bouche par leurs chiens. Certes, la langue du chien, toujours rosée et imbibée constamment par la salive, paraît très propre, je ne le conteste pas. Mais, il ne faut pas oublier que le chien, bien que l'ami le plus intime de notre foyer, n'est pas au courant des lois qui règlent le code de la bienséance, et que toutes ses actions, si honteuses qu'elles soient, se passent au grand jour. Il lui arrive souvent, trop fréquemment même, de se lécher dans des endroits que je ne vous nommerai pas. Rien d'étonnant donc, s'il a le tœnia échinococcus, et il est fréquent chez les carnassiers, que des œufs microscopiques restés sur le bord de cette belle langue si rosée, soient un danger d'infection pour les personnes qui recherchent les caresses des chiens.

Il existe dans les cavités nasales du chien, du loup, des vers assez semblables à des sangsues, des *Linguatula rhinaria* qui vivent à l'état larvaire dans le foie, le poumon du mouton, du bœuf, de la chèvre, du lièvre etc. etc. Les *linguatules*, à l'état parfait dans les fosses nasales des carnassiers, pondent des œufs qui sont expulsés sur l'herbe des prairies, à la suite d'éternuments répétés que ces parasites provoquent par leur présence. Ces œufs, avalés par des herbivores, sont dissous par le suc gastrique, et les embryons, mis en liberté, gagnent les viscères, surtout le foie, où ils attendent, pour acquérir tout leur développement, le moment où ils seront avalés par un carnassier. Les larves de nouveau mises en liberté, gagnent les cavités nasales où elles se fixent. On ne connaît pas l'action de ces parasites sur l'espèce humaine, mais il est prudent de rejeter de la consommation les foies qui en renferment.

Chez le mouton, on peut trouver dans le foie des *cysticercus tenuicollis*, dont nous avons déjà parlé, mais ils sont si rares qu'il est presque inutile de les mentionner.

Les foies des lapins, surtout ceux des lapins élevés dans de mauvaises conditions hygiéniques, dans les réduits étroits et obscurs, sont souvent envahis par de nombreux parasites. Peut-être avez-vous déjà remarqué sur ces organes des masses blanches, disséminées sous forme de nodules ou de traînées blanchâtres, tant à la surface que dans la profondeur. Ces dépôts contiennent une matière caséeuse qui, examinée au microscope à un fort grossissement, paraît exclusivement composée de corps oviformes, de cellules ovoïdes pourvues d'une membrane et contenant une masse protoplasmatique, qui se change bientôt en corps falciformes. Ce sont des *coccidium oviforme*, parasites voisins des psorospermies du tissu musculaire, et dont nous ne connaissons pas le mode d'évolution. Toutefois, il est prudent de jeter les foies qui sont parsemés de ces stries blanchâtres.

Indépendamment des coccidies, on trouve encore dans le foie des lapins des embryons de *cysticercus pisiformis*, que nous avons déjà signalés comme logeant dans le péritoine de cet animal.

Signalons enfin, pour terminer les *cercomonas hepaticus* qui déterminent dans le foie des pigeons une hépatite caséeuse. Ce sont des infusoires, dont nous ne connaissons ni le mode d'action, ni l'évolution.

Le foie de veau est celui qui entre le plus dans l'alimentation, et, il est presque toujours indemne de parasites, en raison de l'âge peu avancé du sujet, et de son mode d'alimentation. Mais il n'en est pas de même du foie du bœuf, qui est du reste peu utilisé, et n'est guère consommé que quand il présente une couleur blonde, due à un état pathologique. Sa couleur normale est en effet très foncée, d'un brun foncé chocolat, et, en cela il se distingue facilement de celui du veau qui est beaucoup plus clair et plus tendre. Ces foies, qui forment une masse énorme, allongée, beaucoup plus épaisse à la partie supérieure, se distinguent des autres par leurs dimensions. Paraissant formé d'un seul lobe, le foie de bœuf diffère du foie du cheval qui est manifestement trilobé et d'un brun bleuâtre ou violacé.

Les foies de moutons, de chèvres si fréquemment envahis par les douves, sont ordinairement réservés pour les chats. Par leurs dimensions, leur aspect, ils ont une certaine ressemblance avec le foie de porc, mais ce dernier est beaucoup plus nettement échancré; et à sa surface se dessine un pointillé blanc, formant une espèce de réseau polyédrique très visible.

Le foie, en raison de sa texture et des nombreux vaisseaux qui le parcourent en tous sens, entre facilement en décomposition, surtout l'été. En se décomposant, il perd de sa consistance, et se réduit facilement en bouillie, en un magma, sous la pression des doigts. Sa couleur vive devient terne, à reflets verdâtres, et il répand une odeur ammoniacale plus ou moins prononcée suivant le degré d'altération.

Pour masquer la décomposition, les tripiers emploient une fraude, qui consiste à laver le foie à grande eau, et à le barbouiller de sang. Défiez-vous donc de ces foies ainsi barbouillés, et, soyez certains qu'ils ne sont pas frais, car le tripier n'a aucun intérêt à badigeonner de sang les foies qui viennent d'être extraits de l'animal. Bien au contraire, ils les essuient avec le plus grand soin, car ils savent fort bien que le sang hâte la décomposition et en empêche ainsi la conservation. Pendant les grandes chaleurs, on conserve souvent les foies dans la glace, surtout quand ils doivent être expédiés très loin. A Paris, on consomme beaucoup de ces foies qui nous viennent de la Hollande. Ils ont un aspect terne et ne se conservent pas longtemps quand ils sont sortis de la glace, aussi faut-il les consommer le plus tôt possible. Beaucoup s'altèrent en route et il faut les examiner avec soin avant de les acheter.

3. *Rate. Pancréas.*

La rate, le pancréas, se décomposent très facilement, mais ces organes sont peu utilisés. On peut y trouver, surtout dans la rate, les parasites du sang, notamment les bactéridies charbonneuses qui en font leur lieu d'élection.

4. *Estomac. Intestins.*

Nous n'avons pas l'intention d'énumérer les nombreux parasites qui habitent l'estomac et les intestins de nos animaux comestibles. Ces viscères, du reste, sont peu utilisés dans l'alimentation, et ils ne le sont qu'après des lavages qui ont pour but de les débarrasser des matières qu'ils contiennent.

On trouve dans le commerce, sous le nom de *blanc de bœuf* ou *gras double*, des estomacs de bœuf ; sous celui de *ventre ou fraise de veau ou d'agneau*, les intestins, la tunique abdominale du veau ou de l'agneau, parties qui entrent dans la composition des tripes à la mode de Caen ou à la lyonnaise. Mais, avant d'arriver à l'étal du tripier, ces diverses parties sont lavées à grande eau avec le plus grand soin, soumises à une ébullition prolongée, et, débarrassées par raclage de tous les corps étrangers, puis roulées et mises en paquets de 2 à 3 livres. Donc, on ne court aucun risque d'absorber des parasites qui sont généralement assez volumineux, (tœnia-strongles-spiroptères, etc., etc...)

Les tripes (gras double) se décomposent avec une certaine facilité, pendant les fortes chaleurs. Elles prennent une consistance molle et gluante, et répandent une odeur repoussante, qu'il ne faut pas confondre avec celle qui leur est propre, même à l'état frais. Elles perdent également leur teinte d'un blanc mat, et, prennent un aspect verdâtre, qu'il ne faut pas non plus confondre avec cette légère teinte d'un vert pâle que le gras double conserve au printemps, teinte due à la nourriture herbacée.

Chez le porc, l'estomac, les intestins entrent dans la confection des andouilles ; mais ils subissent la même manipulation que le gras double, et sont ainsi, au moment de la vente, débarrassés des parasites qui leur sont propres.

Quant aux lapins, aux volailles, au gibier, nous les vidons avec soin, et les intestins n'entrent aucunement dans notre alimentation. Il n'y a que le gésier des oiseaux qui sert à nos usages culinaires. Celui-ci renferme dans ses parois des nématodes, qui, du reste sont assez rares.

Les chasseurs sont généralement de fins gourmets, mais certains d'entre eux ont parfois des goûts que je ne saurais apprécier, n'étant pas un fervent disciple de Nemrod. Certains conseillent de manger le gibier, tels que le lièvre, le lapin de garenne, quand il est faisandé, c'est-à-dire arrivé à un certain degré de décomposition, où le parfum des matières en putréfaction se marie peu agréablement au fumet sauvage du gibier. Mais il est une pratique qui me paraît encore plus monstrueuse, c'est de manger rôties, sans être vidées, les bécasses, les bécassines, dont les intestins sont toujours farcis de tœnias et d'œufs de parasites. Chaque oiseau en renferme des milliers. Il est vrai que la cuisson est suffisante pour détruire les parasites jusque dans leurs germes ; mais le cœur me soulève en pensant au salmis de vers qu'on est exposé à avaler. Avis donc aux amateurs, aux gourmets qui recueillent même sur des tranches de pains rôties ces précieuses déjections.

B. Organes de la circulation.

1. Cœur.

Le cœur, organe central de la circulation, est un muscle creux. Aussi pouvons-nous y trouver tous les parasites afférents au tissu musculaire ; psorospermies, trichines, cysticercus cellulosœ. Nous en avons suffisamment parlé pour que nous n'ayons pas à y revenir.

C. Parasites de l'appareil respiratoire.

L'appareil respiratoire se compose des cavités nasales (nez-sinus), et d'un tube aérien, destinés au passage de l'air. Pendant l'inspiration, l'air extérieur pénètre par ces conduits jusque dans les poumons, où il se trouve en contact avec le sang noir veineux qui vient du cœur. Il le vivifie, le transforme en sang rouge ou artériel, qui sera porté par la grande circulation dans tous les tissus, dans tous les organes.

Les poumons désignés communément sous le nom de *mou* entrent seuls dans notre alimentation, et encore ne consomme-t-on ordinairement que ceux de veau. Ces organes, en raison de leur contact incessant avec l'air atmosphérique, peuvent servir de réceptacle aux germes des parasites de l'air. Quand un animal est sacrifié pour la boucherie, les poumons s'affaissent, deviennent flasques, et le boucher, pour leur donner cette belle apparence qu'ils ont à l'étal, les gonflent, en y insufflant de l'air au moyen d'un soufflet. Or, en même temps que les germes des parasites de l'atmosphère, peuvent pénétrer des organismes de la putréfaction, adhérents après le tube du soufflet qu'on laisse souvent traîner dans le sang et les détritus de toutes sortes. Aussi les poumons se corrompent-ils avec la plus grande facilité. Au lieu d'être rosés, nacrés, comme à l'état frais, ils se dessèchent et leur surface parcheminée revêt une teinte gris terne.

Indépendamment des germes de l'air, on peut trouver dans les poumons les parasites du sang, puisque c'est dans cet organe que le sang afflue pour y subir l'hématose. On peut y rencontrer également des échinococcus, des distomes, des larves de linguatule, etc., etc.

Mais les parasites qui sont les plus dangereux et les plus fréquents, surtout chez les bovinés, sont ceux de la tuberculose ou phtisie. Cette affection en effet a surtout son lieu d'élection dans les poumons où elle détermine des abcès ou vomiques, des tumeurs, des nodosités calcifiées en partie, contenant des bacilles extrêmement fins et doués d'une vitalité prodigieuse. Aussi, en raison de leur transmission possible à l'espèce humaine, doit-on rejeter de la consommation tous les poumons présentant des tumeurs, des abcès quelconques.

Mais hâtons-nous de dire que tous les parasites que nous venons d'énumérer sont peu fréquents chez les veaux, en raison de leur extrême jeunesse. Ils ne nous présentent donc qu'un intérêt bien restreint, puisque il n'y a guère que les poumons de cet animal qui entrent dans notre alimentation. Cependant nous allons énumérer brièvement les parasites communs à chaque espèce, nous contentant de les signaler en passant chez les espèces où les poumons ne sont pas comestibles.

Chez les bovinés, nous pouvons indiquer les *Strongylus micrurus* et *pulmonaris*, petits vers, filiformes, longs de 4 centimètres ou de 10 à 40 millimètres, qui habitent dans les bronches.

Chez le cheval, existe un strongle, le *Strongylus arnfieldi*, excessivement rare.

Mais ce qui est plus fréquent, ce sont les parasites de la *morve*, maladie spécifique du cheval, qui a principalement son siège dans les poumons, sous forme de petits tubercules. Cette affection, essentiellement virulente, est transmissible à l'espèce humaine, et la moindre piqûre avec du pus de ces tubercules pulmonaires, suffit pour développer chez l'homme une maladie identique, le plus souvent mortelle. Fort heureusement les poumons des équidés ne servent pas à notre alimentation, ils sont ordinairement réservés, ainsi que ceux de bœuf, à la nourriture des chats. Du reste les poumons du cheval, à peu près du même volume que ceux du bœuf sont assez faciles à distinguer. Les premiers sont lisses à leur surface, unis, tandis que ceux des bovinés sont quadrillés, et, à l'extérieur, se dessinent des polygones irréguliers, en forme de mosaïque.

Chez les ovinés, on trouve très fréquemment des strongles qui déterminent la formation de tumeurs, dont plusieurs simulent assez bien la tuberculose. Cette maladie, à laquelle on a donné le nom de pneumonie ou bronchite vermineuse, est occasionnée par des strongles divers ; *Strongylus filaria* — *Str. rufescens* — *Str. minutissimus* qui, à l'état adulte, vivent dans les bronches du mouton et de la chèvre. Ce sont de petits vers filiformes, longs de quelques centimètres, blanchâtres, que, en raison de leur gracilité, il est assez difficile de voir au milieu des spumosités des bronches. Souvent dans les poumons des ovinés, se trouvent des parties blanchâtres qui tranchent sur la teinte rouge vif des parties environnantes; elles renferment des quantités d'œufs et d'embryons de strongles, visibles seulement au microscope.

Ces embryons, mis en liberté dans les bronches, sont rejetés au dehors avec les spumosités. Ils sont doués d'une certaine vitalité, car ils résistent à la dessication, et, il est probable que c'est par l'intermédiaire des boissons ou des fourrages que ces embryons rentrent dans l'organisme du mouton, où ils achèvent leur évolution.

Chez le porc, c'est le *Strongylus 'paradoxus* qui

provoque dans les voies respiratoires, notamment dans les poumons, des foyers inflammatoires, analogues à ceux du mouton.

Les volailles sont très sujettes à contracter la tuberculose. Il suffit qu'un phtisique soit préposé à la garde d'un poulailler, d'une volière, pour que les poules, venant à picorer ses crachats, soient décimées à leur tour par cette redoutable maladie. Ces exemples sont malheureusement trop fréquents. Aussi devons-nous jeter impitoyablement à la voirie tout gallinacé présentant, soit dans les poumons, soit dans la cavité abdominale, dans le foie, des tubercules en plus ou moins grande quantité.

D. Parasites du système nerveux.

On trouve assez souvent dans les cervelles, surtout dans celles du mouton, une vésicule membraneuse, blanchâtre, pleine de liquide, qui détermine chez ces animaux une affection particulière, dite *tournis*. Cette vésicule, qui peut acquérir le volume d'un œuf de poule, présente dans son intérieur de nombreuses têtes de tœnia invaginées. Ce sont des cœnures, *Cœnurus cerebralis*, état vésiculaire ou embryonnaire du tœnia cœnurus de l'intestin grêle du chien, et qui, pour arriver à l'état parfait, ont besoin de passer par les organes digestifs du chien ou du loup. Dès que cette vésicule est avalée par un carnassier, elle perd sa membrane d'enveloppe, et les scolex ou embryons, devenus libres, pénètrent dans les intestins avec les aliments, se fixent, se développent. Ils donnent alors naissance à des œufs qui, éliminés avec les excréments, tombent sur l'herbe où les moutons, menés à la pâture, sont exposés à les ingérer.

Alors ces œufs, parvenus dans l'estomac du mouton, se changent en embryons qui percent les parois stomacales et pénètrent dans le cerveau, où ils s'enkystent, attendant là le moment d'être avalés par un chien pour recommencer leur évolution. Il est donc facile de diminuer les ravages causés par cette maladie, si fréquente chez le mouton, en prenant certaines précautions, qui consistent à ne pas livrer aux chiens les têtes de moutons *darnus* ou atteints de tournis.

E. Parasites des produits d'origine animale.

1. Lait

Le lait, ce liquide si indispensable à l'alimentation des nouveaux-nés, n'est pas exempt de parasites. Mais, nous devons distinguer ceux qui sont nuisibles de ceux qui sont inoffensifs ou même bienfaisants, de ceux, en un mot, qui président à la fermentation, à la transformation du lait en boisson fermentée, si en usage chez certains peuples du Nord.

Indépendamment de ces organismes qui servent à la transformation du lait en *Képhir*, ou en boisson fermentée alcoolique (Koumys), se trouvent d'autres organismes inoffensifs qui peuvent se déposer sur le lait et lui donner une coloration particulière.

A certaines époques de l'année, dans les laiteries mal tenues, le lait, déposé dans les vases, prend une couleur bleuâtre, qui étonne, et fait croire aux gens crédules à un sort, à un maléfice; cette coloration est due à des microbes spéciaux, *Bacterium cyanoge-*

num, sous forme de bâtonnets mobiles, de microcoques en chaînettes. Ces parasites se développent de préférence dans les laiteries malpropres, et c'est tellement vrai, qu'il suffit d'un lavage minutieux des récipients, à l'eau bouillante, pour voir disparaître tout d'un coup cette coloration anormale.

Il en est de même de la coloration jaunâtre, accidentelle, qui est due au *Bacterium xanthinum*, parasite semblable au bacterium termo, qu'on trouve dans le lait devenu jaune après cuisson.

On peut également trouver dans le lait, des coccus, des micrococcus prodigiosus, qui leur donnent, une teinte rougeâtre ; des bacilles particuliers, mobiles, qui provoquent l'altération du lait pendant les temps orageux et le fait *tourner*.

Dans le lait devenu acide, dans le lait qui s'altère dans les biberons, dans les vases à lait mal tenus, il se développe une quantité d'organismes de toutes sortes, bactéries, vibrions, cryptogames divers, qui peuvent n'être pas sans danger pour les nouveaux-nés. Mais les soins minutieux de propreté suffisent pour se débarrasser de ces parasites et de leurs germes, car ils ne résistent pas à l'action de l'eau bouillante.

Enfin, on peut mentionner dans le lait la présence de nombreux bacilles de l'eau, que les laitières ne se font pas faute d'ajouter avant de le livrer à la consommation. L'eau, employée au coupage ne provient pas toujours des fontaines publiques, et, on a vu des laitières puiser de l'eau à des sources plus ou moins pures, et introduire ainsi dans leurs bidons des eaux malpropres, chargées d'organismes, de ferments qui se développent dans le lait avec une extrême rapidité, et provoquent l'altération de ce liquide déjà si fermentescible par lui-même. Des diarrhées, des vomissements, des coliques sont souvent la suite de l'ingestion de ces parasites.

Mais, chose plus grave, le lait ainsi additionné d'eau, peut servir de véhicule aux bacilles de la fièvre typhoïde. Depuis les célèbres expériences de MM. Brouardel, Chantemesse et Widal, qui ont découvert les bacilles de la fièvre typhoïde dans les eaux de puits, souillées par les matières excrémentitielles, dans les eaux de rivière, de la Seine, il ne faut pas s'étonner si le lait coupé peut servir de véhicule aux germes de cette redoutable maladie.

Après la fièvre typhoïde, nous pouvons citer la tuberculose qui peut être transmissible par le lait provenant d'animaux phtisiques. Mais, bien que la plupart des bactériologistes s'accordent à n'admettre cette transmisssion comme possible, que quand il y a tuberculose des mamelles, il est prudent de ne pas livrer à la consommation le lait provenant d'animaux tuberculeux.

Nous pourrions également mentionner la transmission par le lait du charbon, de la rage, mais ce sujet nous entraînerait trop loin. Disons toutefois, qu'à part la tuberculose qui est une maladie à marche ordinairement chronique, toutes les maladies virulentes, contagieuses, peuvent être transmissibles par le lait ; mais cette transmission n'est pas toujours constante. D'un autre côté, ces affections ont une marche rapide, qui a pour effet primordial de ralentir la secrétion lactée, ce qui fait que le lait des animaux malades n'entre que pour une faible part dans notre alimentation.

Dernièrement un de nos plus savants bactériologistes, M. Nocard, vient de découvrir dans le lait des vaches atteintes de mammite chronique, un bacille d'espèce particulière,des micrococcus en chaînettes,en chapelets, enchevêtrés les uns dans les autres, qu'il considère comme cause de cette affection si fréquente chez les bovinés. Mais cette maladie si facilement transmissible d'un animal malade à un animal sain, n'offre aucun intérêt pour nous, car elle ne paraît pas avoir d'action sur l'espèce humaine.

Vous voyez, d'après ce tableau peu séduisant, que l'ingestion du lait peut être dangereuse dans certains cas, et qu'on ne saurait prendre trop de précautions, surtout quand il s'agit de l'allaitement des nouveaux-nés. Réfléchissez donc mères dénaturées qui, sous prétexte que l'allaitement dérange vos plaisirs, confiez à des mercenaires le soin d'élever vos enfants. Mais je n'ai pas mission de m'élever contre l'allaitement artificiel qui prend de jour en jour des racines si profondes dans nos habitudes. Cependant il est des cas, où par une impossibilité matérielle quelconque,la mère ne peut élever elle-même son enfant. Dans ce cas, je lui conseillerai d'avoir recours au lait de chèvre ou de faire visiter par un vétérinaire la vacherie qui devra lui fournir le premier aliment de son nouveau-né. Et pourquoi les municipalités, dans les grandes villes, ne créeraient-elles pas des laiteries modèles,placées sous le contrôle sévère d'un inspecteur expérimenté ? Ces laiteries pourraient au moins fournir un lait pur, provenant de vaches saines, qui pourrait servir à l'alimentation du jeune âge et empêcher ainsi d'avoir recours à des mercenaires, qu'on a qualifiées non sans raison de *faiseuses d'anges.*

2. *Fromage.*

A la fermentation lactique, dont nous venons de parler, succède la fermentation butyrique qui donne au beurre le goût de rance.

Dans les fromages existent également des microbes qui président à sa fabrication. Ce sont des produits fermentés, et tout ferment est un microbe. Ainsi la coagulation du lait est obtenue artificiellement avec de la présure, liquide sécrété par l'estomac du veau, et cette transformation du lait en lait caillé est certainement due à un microbe, à un organisme spécial. Mais ces organismes varient suivant les procédés de fabrication, suivant les fermentations qui peuvent être butyriques, ammoniacales ou putrides. Outre ces microbes, il se développe sur les fromages des colonies de moisissures les plus variées, dont l'énumération nous entraînerait trop loin. On trouve également à certaines époques de l'année des vers plus ou moins gros, plus ou moins agiles, dont la pullulation provient des œufs que les mouches ont déposé sur le fromage.

Il serait du reste facile de s'opposer à cette prise de domicile par les vers, si au moment de la fabrication des fromages on prenait la précaution de les faire sécher dans des *cageots,* recouverts de toiles métalliques ou de gaze qui, tout en laissant circuler l'air, empêcheraient les mouches de venir déposer leurs œufs.

3. *Œufs.*

Les œufs même ne sont pas à l'abri des parasites. Ceux-ci peuvent s'introduire dans l'œuf au moment de sa formation, dans le corps même de l'animal : d'autres fois, et c'est le cas le plus fréquent pour les schizomycètes, les moisissures, ils pénètrent à travers l'enveloppe des œufs qu'on garde trop longtemps ou qu'on conserve sans précaution, sans soin. Alors l'œuf se pourrit, et répand une odeur d'acide sulfhydrique très prononcée. La coquille devient humide, visqueuse et, si on présente l'œuf à la lumière d'une bougie, on voit que l'intérieur est trouble, et que dans l'albumine existent des taches jaunes ou verdâtres. Du reste les altérations varient suivant le degré de la décomposition produite tantôt par des bacterium termo, tantôt par des bacillus subtilis.

Mais on trouve aussi des parasites d'un ordre plus élevé qui se sont introduits dans l'œuf avant la formation de la coquille. On peut citer le *Distomum ovatum* (Rud), qui existe dans l'oviducté de la poule. C'est un ver plat, lancéolé, long de 6 à 7^{mm} et large de 3 à 4^{mm}.

Maintenant, cher lecteur, aimable lectrice, avant de prendre définitivement congé de vous, permettez-moi de réclamer votre indulgence pour le tableau peu attrayant que je viens de mettre sous vos yeux. Mon intention, en écrivant ces lignes, n'était pas de vous inspirer du dégoût pour la nourriture animale, sans laquelle l'homme ne saurait subsister avec toute son intelligence, toute son énergie. J'ose même espérer que les végétariens à outrance ne s'inspireront pas de ma causerie pour discréditer la viande et vanter outre mesure les bienfaits d'une alimentation exclusivement végétale, à laquelle l'homme ne pourrait s'adonner sans danger. Du reste, dans quelque temps, je l'espère, je serai en mesure de prouver que les végétaux ont leurs parasites qui, au point de vue du danger, ne le cèdent en rien aux parasites de la viande.

Quant au dégoût, au frisson que vous avez pu éprouver, en lisant ces quelques lignes, il sera bientôt passé. Et du reste, n'y êtes vous pas habitués ? Savez-vous comme on fait le pain, comme on apprête les divers produits culinaires, comment on compose ces délicieux gâteaux que vous aimez tant ? Je parie que si je vous conduisais à l'improviste dans ces sous-sols décorés, du nom pompeux de laboratoire, dans les cuisines, dans les boulangeries les mieux tenues, que vous éprouveriez encore plus de dégoût que vous n'en avez éprouvé en me lisant.

Quant au danger que vous pouvez courir et dont je vous ai menacé, il n'est pas aussi terrible qu'on pourrait le croire au premier abord. Tous les parasites que je viens d'énumérer ne sont pas dangereux, et ceux qui sont une menace constante pour notre santé, n'existent pas dans toutes les viandes qui servent à notre alimentation. Ce n'est qu'à de rares intervalles qu'on peut être exposé à manger des viandes charbonneuses, septicémiques, trichinées, etc., etc. Du reste, je vous ai indiqué le moyen de les reconnaître et surtout les moyens de vous mettre à l'abri de tout danger. Faites bien cuire votre viande, mais buvez et mangez ferme sans vous occuper de rien.

Sur ce *vale*.

Paris, ce 24 Mai 1887.

TABLE DES MATIÈRES

Chapit.		Pages.
I.	Des parasites de la viande en général....	1
II.	Parasites du sang........................	10
III.	Parasites du tissu musculaire............	19
IV.	Conclusion...............................	38
V.	Parasites des viscères utilisés dans l'alimentation................	54

www.ingramcontent.com/pod-product-compliance
Ingram Content Group UK Ltd.
Pitfield, Milton Keynes, MK11 3LW, UK
UKHW022117260726
13993UKWH00003B/1074